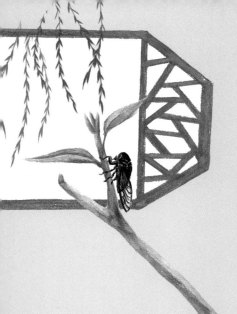

跟着节气过日子

天／人／合／一／的／养／生／宝／典

杨力 编著

青岛出版社
QINGDAO PUBLISHING HOUSE

作者简介

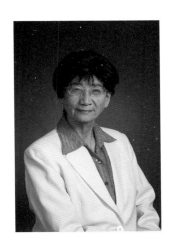

　　杨力，著名中医养生学家，《易经》养生学、中国象数科学的开创者，中国中医科学院教授、博士生导师、北京周易研究会会长、美国国际医药大学博士生院特聘博士生导师、纽约州执照针灸医师联合公会特聘教授、《百家讲坛》主讲嘉宾。

　　杨力教授行医40余年，在中国中医科学院研究生院主讲《易经》《黄帝内经》近30年。近年来，杨力教授在全国各地主讲了上千场大型健康公益讲座，并出版著作2000余万字、养生专著30余本，深受百姓喜爱。

　　杨力教授的决心是：只要能让中国人多活十年，宁愿自己少活十年。

二十四节气歌

春雨惊春清谷天，夏满芒夏暑相连，
秋处露秋寒霜降，冬雪雪冬小大寒。
上半年是六廿一，下半年来八廿三，
每月两节日期定，最多不差一二天。

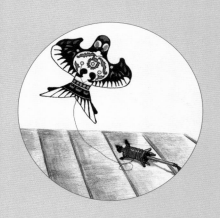

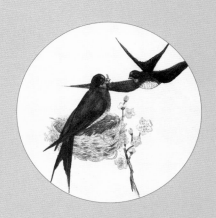

立春

2 月 4 日前后
春水尚瘦
白鸥未来

雨水

2 月 19 日前后
好雨知时节
当春乃发生

惊蛰

3 月 6 日前后
春雷响
万物长

春分

3 月 21 日前后
杨柳青青
草长莺飞

清明

4 月 5 日或 6 日
等闲春过三分二
凭伏桐花报与知

谷雨

4 月 20 日前后
开到荼蘼花事了
丝丝夭棘出莓墙

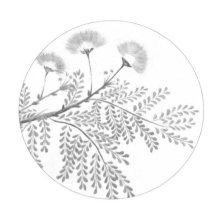

立夏

5 月 5 日或 6 日
四时天气促相催
一夜薰风带暑来

小满

5 月 21 日前后
夜莺啼绿柳
皓月醒长空

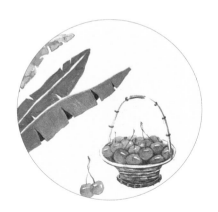

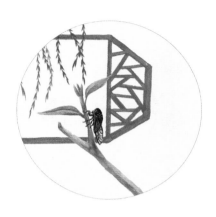

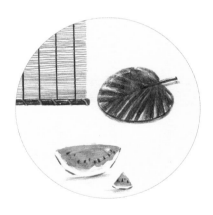

芒种

6 月 6 日前后

今序当芒种

农家插莳忙

夏至

6 月 22 日前后

夏至时节夜最短

白天漫长霞光晚

小暑

7 月 7 日前后

悠忽温风至

因循小暑来

大暑

7 月 23 日前后

欲知应候何时节

六月初迎大暑风

立秋

8 月 7 日前后

睡起秋色无觅处

满阶梧桐月明中

处暑

8 月 23 日前后

春种一粒粟

秋收万颗子

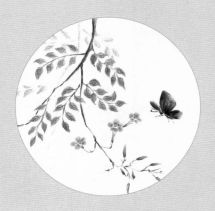

白露

9 月 8 日前后

露从今夜白

月是故乡明

秋分

9 月 23 日前后

琴弹南吕调

风色已高清

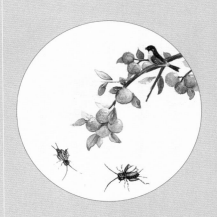

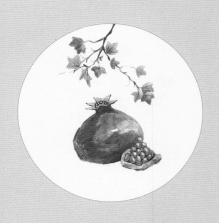

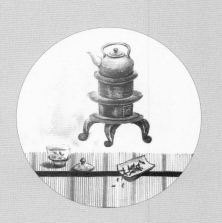

寒露

10 月 8 日前后
露气寒冷
将凝结也

霜降

10 月 23 日前后
气肃而凝
露结为霜

立冬

11 月 7 日前后
细雨生寒未有霜
庭前木叶半青黄

小雪

11 月 22 日前后
孤舟蓑笠翁
独钓寒江雪

大雪

12 月 7 日前后

忽如一夜春风来

千树万树梨花开

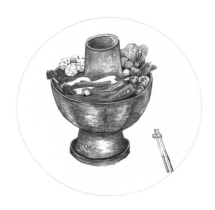

冬至

12 月 22 日或 23 日

著意调停云露酿

从头检举梅花曲

小寒

1 月 5 日前后

葵影便移长至日

梅花先趁小寒开

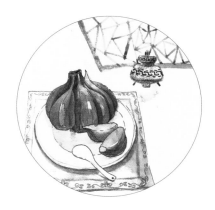

大寒

1 月 20 日前后

墙角数枝梅

凌寒独自开

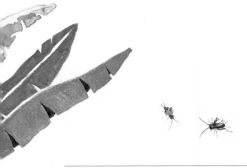

序
顺节气养生才能天人合一

我国古代著名思想家、诗人屈原曾在《天问》中这样诘问："邃古之初，谁传道之？上下未形，何由考之？冥昭瞢暗，谁能极之？冯翼惟象，何以识之？明明暗暗，惟时何为？阴阳三合，何本何化……何所不死，长人何守……延年不死，寿何所止……"

这是一位中国古代巨人在思考生命的终极意义时所发出的迷茫而又无奈的声声长啸。

自从地球上出现人类以来，人类就在不断地与自然界搏击，试图征服自然，同时也在不断地顺应、屈服并回归自然。在此过程中，我国古人发现了"天人合一"的生命奥秘。古人以宇宙为时钟，以日月、星辰、四季、候风、万物为指针，细致入微地体察着自然界的微妙变化，并使自己的生活节奏与之相应，更加符合自然之道。可以说，在征服和改造自然方面，古不如今；而在顺应自然、天人相应方面，今人则应虚心向古人学习。

二十四节气在我国的发祥年代极为久远。据《易·系辞》记载，伏羲氏仰观府察，观河图、洛书而画卦。河图、洛书中已明确提出四时五方、八卦九宫概念，内含二至（冬至、夏至），二分（春分、秋分），四立（立春、立夏、立秋、立冬）及八节（二至、二分和四立）等内容。

在春秋时代，一年有立春、立夏、立秋、立冬、春分、秋分、夏至、冬至八个节气。至西汉，在戴圣的《礼记·月令》和刘安的《淮南子·天文训》中就已有二十四节气了。

在古代，节气简称为气，这个气字其实是天气、气候的意思。古代一年分为十二个月纪，每个月纪有两个节气。前者为节气，后者为中气，如立春为正月节，雨水为正月中。后人把节气和中气统称为节气，将十二个月纪的节气合为二十四节气，即立春、雨水、惊蛰、春分、清明、谷雨、立夏、小满、芒种、夏至、小暑、大暑、立秋、处暑、白露、秋分、寒露、霜降、立冬、小雪、大雪、冬至、小寒、大寒。

节气的规定方法有两种，一种叫"恒气"，一种叫"定气"。恒气以一年的1/24为准；定气以太阳在黄道上的位置为准，每隔黄经15°为一个节气。中国古代用恒气定节气。北齐天文学家张子信发现太阳在黄道上运行的速度不均匀。隋朝天文学家刘焯创立了推算定气的方法，可惜当时未能实行。唐代僧一行采用恒气来注历，而用定气来推算日月交食。清代则完全改用定气以定节气，并流行至今。

二十四节气的划定是我国古代天文、气象科学的伟大成就。它不仅在安排和指导农业生产过程中发挥了重大的作用，而且在民众养生方面也具有重要的指导意义。天人合一是养生的最高境界，天人合一养生观主张人与自然和谐统一。四季、节气是自然现象，自然界的变化会对人体健康产生相应的影响。就气候而论，春季六节气温和，夏季六节气炎热，秋季六节气干燥，冬季六节气寒冷。一年四季中，二十四节气形成了气象万千的自然现象。人与自然是统一的整体，四季、节气的变化时时刻刻影响着人体的生理机制。例如，四季饮食就与人体五脏有着密切的关系。中医学有五味归五脏之说，即酸入肝，辛入肺，苦入心，咸入肾，甘入脾。所以，遵循天人合一的养生观，跟着节气去养生，才符合四季、节气更替与变化的客观规律。2016年，中国"二十四节气"被正式列入联合国教科文组织人类非物质文化遗产名录，愿智慧的祖先留下的这份宝贵财富能更好地造福全人类。《跟着节气过日子》从天人合一和二十四节气的角度阐释中医理论和养生，希望此书的编写能为"二十四节气"这份珍贵遗产的保护和传播尽上微薄之力。

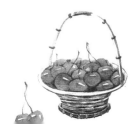

杨力

2017年10月

目录 |

春分食疗养生篇

清明食疗养生篇

谷雨食疗养生篇

夏至食疗养生篇

小暑食疗养生篇

大暑食疗养生篇

立春

食疗养生篇

时令物语

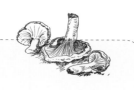

> 斗指东北，维为立春，时春气始至，四时之卒始，故名立春。

每年阳历 2 月 4 日前后是二十四节气中的第一个节气——立春。自秦代以来，我国一直以立春作为春季的开始。立春是从天文学角度来划分的，而在自然界中，春是温暖，是鸟语花香；春是生长，是耕耘播种。

我国古代还将二十四节气分成七十二候，每 5 天为一候，立春 15 天的三候为：

一候东风解冻；

二候蛰虫始振；

三候鱼陟负冰。

意思是说，立春后东风送暖，大地开始解冻；立春五日过后，冬眠蛰居的虫子开始苏醒；再过五日，河里的冰开始融化，鱼开始往水面上游动，尚未完全融解的碎冰片好似被鱼儿背负在身上。

"阳和起蛰，品物皆春"，过了立春，万物复苏，生机勃勃，草木开始萌芽，农人也开始忙着播种，一年四季从这里开始了。

《月令七十二候集解》记载："正月节，立，建始也……立夏秋冬同。"古代"四立"指春、夏、秋、冬四季始，其农业意义为春种、夏长、秋收、冬藏。中国幅员辽阔，各地气候相差悬殊，四季长短不一，因此"四立"虽能反映黄河中下游四季分明的气候特点，"立"的具体气候意义却不显著，不能适用于全国各地。黄河中下游土壤解冻日期从立春开始，立春第一候为"东风解冻"，两者基本一致，但作为春季开始的标志却有些早。

立春养生：适当调摄，以生春阳

立春时节白天渐长，气温趋于上升，日照、降水也逐渐增多。农谚说得好：立春雨水到，早起晚睡觉。

立春时节养生要顺应春天阳气生发、万物始生的特点，注意保护阳气，着眼于一个"生"字。按自然界属性，春属木，与肝相应。我国古有五行学说，以五行特性来说明五脏的生理活动特点，如肝主条达，有疏通的功能，又因为木有生发的特性，所以肝属木。人们常说"肝火上升"，在春季养生方面重点是护

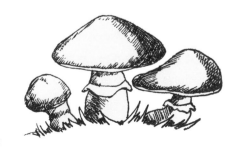

肝，而护肝首先要从调节情志着手。因此要力戒暴怒，做到心胸开阔、乐观向上，保持心境愉悦。同时在万物欣欣向荣之时，要借阳气上升、万物萌生、人体新陈代谢旺盛之机，通过适当调摄，使春阳之气得以宣达、代谢机能得以正常运作。

另外，春季天气乍寒乍暖，而此时人体腠理开始变得疏松，对寒邪的抵抗能力有所减弱。《千金要方》主张春天穿衣适宜"上薄下厚"，《老老恒言》也说："春冻半泮，下体宁过于暖，上体无妨略减，所以养阳之生气。"春天增减衣服时应该保护好腿脚，上身衣物可适当减少以适应阳气上升。所以初春时节，特别是生活在北方的人不宜马上去掉冬装，年老体弱者换装更应审慎，不可骤减衣物。

立春食疗：吃辛甘发散之品以养春阳

立春饮食要考虑春季阳气初生的特点，应该吃些辛甘发散之品，而不宜吃酸收之味。在五脏与五味的关系中，酸味入肝，具收敛之性，不利于阳气的生发和肝气的疏泄，饮食调养要投脏腑所好，可有目的地选择一些柔肝、疏肝的草药和食品，草药可选枸杞、郁金、丹参、元胡等，食品可选择辛温发散的大枣、豆豉、葱、香菜、花生等，灵活地配方选膳可以达到很好的食疗效果。立春的饮食药膳应以"生补"为主，适宜的膳食有首乌肝片、虾仁韭菜、珍珠三鲜汤等，有补肝肾、益精血、乌发明目、温中益气的功效。

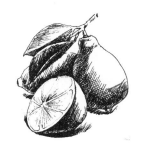

立春进补食疗方

大枣粥

大枣 10 ～ 15 枚，粳米 50 ～ 100 克，白砂糖适量。先将大枣洗干净，并用水浸泡 15 分钟左右，后与粳米同置砂锅内，加水并用文火煮至沸腾，临食时加入白砂糖即可。每日早、晚温热服食。补益脾胃，养血安神。主治脾胃气虚所致倦怠乏力、形体消瘦、不思饮食、便溏腹泻；心之气血虚所致心悸心慌、失眠盗汗、虚烦不宁及营养不良、贫血、慢性肝炎、粒细胞减少、血小板减少、过敏性紫癜、妇人脏躁（精神恍惚）等。平素咳喘痰多、胸闷腹胀、舌苔厚腻者及糖尿病急性期者不宜食用。

枸杞粥

枸杞 15 ～ 20 克，糯米 50 克，白砂糖适量。先将枸杞洗干净，与糯米放入砂锅，加水 500 毫升左右，用文火熬煮至米开花，再放入白糖搅匀即可。每日早、晚温热服食。补血明目，滋阴益肾。主治肝肾阴血亏虚之视力减退、腰膝酸软、腰膝酸软、精液稀少、遗精滑泄等。

感冒者及胸闷腹胀、纳差泄泻者不宜服食。

高粱粥

高粱米 100 克，桑螵蛸 20 克。先将高粱米淘洗干净，用温水浸泡半小时左右；将桑螵蛸煎取浓汁去渣，将药汁与高粱米放入砂锅，再加水适量，以文火煮粥，至米烂粥稠。每日早、晚温热服食。益气健脾，补肾固涩。主治脾胃气虚所致食欲减退、食后欲呕、便溏腹泻、面色无华，以及肾气不固所致遗尿、夜尿多、遗精、阳痿等。素有习惯性便秘者不宜服。

首乌粥

制首乌 15 克，粳米 50 克，白砂糖适量。先将制首乌放入砂锅，加水适量煮取药汁，再用药汁与粳米共煮稀粥，待粥熟烂后，调入白糖搅匀即成。每日早、晚温热服食。忌用铁器煎煮。益精血，补肝肾。主治肝肾、精血亏虚所致之面色萎黄、形体消瘦、腰膝酸软无力、头晕耳鸣、须发早白、肢体麻木等。

薏米粥

薏米粉 30 ~ 60 克，陈粳米 50 ~ 100 克。先将生薏米洗净晒干，碾成细粉，每次取30~60克，与粳米同入砂锅，加水煮成稀粥。每日早、晚温热服食。健脾胃，利水湿，抗癌消肿。主治脾胃气虚、水湿内停所致之食欲减退、便溏腹泻、脚气水肿、筋脉拘挛、风湿、白带量多，并常作为防治胃癌、肠癌、肝癌、宫颈癌的辅助疗法。

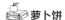 **萝卜饼**

白萝卜250克，面粉250克，瘦猪肉100克，精盐、菜油、生姜、葱各适量。将白萝卜洗净、切丝，用菜油炒至五成熟备用。将猪肉剁细，加精盐、姜葱末与萝卜丝调和成肉馅。将面粉加水适量，和成面团，分成若干小团，擀成薄片，将肉馅填入，制成夹心小饼烙熟当主食。健脾益气，消食化痰。主治脾胃气虚所致之食欲减退、消化不良、脘腹饱胀、咳喘痰多、小便不利等。

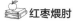 **红枣煨肘**

猪肘1千克，红枣200克，冰糖150克，酱油、生姜、细葱、料酒、味精、精盐、清汤各适量。将猪肘除尽残毛，刮洗干净，放入开水中氽一下，除去血水。将生姜、细葱、红枣分别洗净，姜、葱切碎；将冰糖放入锅中熔化，炒成深黄色糖汁。将猪肘放入砂锅，加入清汤适量，以武火烧开后撇去浮沫，放入姜、葱、冰糖汁，加料酒、红枣、精盐，以文火煨至肘子烂熟，调入味精，淋上酱油即成。佐餐食用。补脾益胃，滋阴养血。主治脾胃气阴亏虚、精血不足所致之形体消瘦、面色萎黄、气短烦渴、不思饮食、心悸头晕、心烦失眠、贫血、血小板减少、慢性肝炎、营养不良以及妇女更年期心神不定、情绪不易控制等。

二乌当归汤

水发乌贼鱼肉500克，当归身30克，黄精60克，鸡血藤120克，乌骨鸡1千克，生姜、细葱、料酒、精盐、味精各适量。先将乌鸡宰杀去毛，剖除内脏，清洗干净。将当归身、黄精、鸡血藤洗净，放入鸡腹中，置砂锅内，加水适量，用武火烧至欲沸时打去浮沫。然后再加入乌贼鱼肉、生姜、料酒，改文火煨炖。至鸡肉、乌贼鱼肉熟烂后，加葱、精盐、味精调味即成。分餐食用，吃肉喝汤。补血调经。主治妇女血虚所致之月经量少色淡、经期推后、经闭不行、经后小腹空痛、面色萎黄或淡白无华、唇舌淡白、手足麻木等。

🍎 虾仁韭菜

虾仁 30 克，韭菜 250 克，鸡蛋 1 个，菜油、酱油、芝麻油、湿淀粉、精盐各适量。将虾仁用温水浸泡约 20 分钟，捞出沥干，将韭菜择洗干净，切成约 3 厘米的段。将鸡蛋打破盛于小碗内，搅匀后加入淀粉和芝麻油，调成蛋糊后放入虾仁拌匀待用。将炒锅烧热并倒入菜油，待油冒烟时倒入虾仁翻炒，糊凝后放入韭菜同炒，待熟时调入精盐，淋上酱油即成。佐餐食用。补肾阳，通乳汁。主治肾阳亏虚所致之腰膝酸冷、阳痿不举、精冷稀少、遗精滑泄、小便频数、遗尿失禁、白带量多而清稀、产后乳汁稀少或乳汁不通等。

🍎 五香烧猪排

猪排骨 600 克，潼蒺藜 30 克，白蒺藜 30 克，五香粉 50 克，冰糖 50 克，菜油、酱油、麻油、料酒、花椒、生姜、细葱各适量。将猪排骨洗净，剁成长约 6 厘米的节，加入料酒、酱油拌匀备用。将潼、白蒺藜除净灰渣，烘干并研成细末；生姜、细葱洗净、切碎。将炒锅置武火上，下菜油烧至七成热时，放入猪排骨炸至金黄并捞起；锅内留油适量，放入冰糖炒化，加清汤适量烧开，放入排骨、五香粉、花椒、中药末、姜、葱，改用文火烧至排骨熟烂，调入味精、精盐，淋上麻油，拌匀即成。佐餐食用。补肾固精，养肝明目。主治肝肾阴血不足所致之腰膝酸软、头晕眼花、迎风流泪、视力减退、耳鸣失聪、遗精早泄、滑精等。

🍎 蒸龙眼西洋参

龙眼肉 30 克，西洋参 5 克，白糖适量。将龙眼肉洗净，西洋参切成薄片，同装入小磁缸内，放适量白糖，缸口用丝绵纸封好，置锅里隔水蒸熟，龙眼、西洋参、药汁一并服食。每日 1 剂，7 天为 1 疗程。滋阴益气，生血。主治气血、气阴两虚所致之形体干瘦、精神萎靡、烦渴多饮、倦怠乏力、心烦失眠、夜卧不宁、心悸喘促、唇舌干燥等，以及用于急性热病后期、产后、肿瘤放疗、化疗后气阴亏虚的调养。

常见病立春调治法

春天虽然气候适宜，但风多雨少，人们容易出现咽喉干痛、嘴唇干裂、大便干燥等"上火"症状，少年儿童更易导致生理机能失调。在这个节气里，少年儿童也特别容易患上皮肤病。虽然有一些其他的疾病在立春时节也会发生，但是在其他季节发生的几率更高，所以我们会在其他的节气介绍。

● 小儿麻疹

麻疹是由麻疹病毒引起的急性呼吸道传染病，一年四季均可发生，但以冬末春初为主要发病季节。患者多为儿童。

🍃 香菜汤

香菜适量。将香菜洗净切段，加水煎汤，乘热置患儿鼻旁熏，并同时蘸汤擦拭颜面及颈项，可促使麻疹透发。每日1~2次。驱风通窍。适应症：小儿麻疹初期透发不畅或透而复没。

🍃 胡萝卜荸荠菜

胡萝卜、荸荠各60克，香菜30克。将胡萝卜洗净切片，荸荠洗净、去皮、切片，香菜洗净切段，共置锅内，加水煎汤，代茶饮用。每日1剂。驱风清热，化滞下气。适应症：小儿麻疹。

🍃 四味芦根茶

芦根30克，鲜萝卜120克，葱白7个，青橄榄7枚。将上4味加水煎汤，代茶饮用。每日1剂。解毒利咽，消肿化痰。适应症：麻疹防治、白喉、流感。

🍃 雪梨饮

大甜水梨1个。将甜水梨洗净，去皮、核，切薄片，用冰镇矿泉水浸泡半日，频频饮服。每日1剂。滋养阴液。适应症：麻疹恢复期。

● 小儿风疹

风疹是由风疹病毒引起的，是儿童较常见的传染病，经呼吸道飞沫传染。胎儿可因母亲感染风疹而出现先天性畸形。春、冬两季为好发季节，发病初期可见发热、厌食、流涕、打喷嚏、结膜充血、腹泻、呕吐等症状。

竹笋鲫鱼汤

鲜竹笋 60 ～ 100 克，鲫鱼 1 条（200 克），调料适量。按常法煮汤服食。每日 1 剂。有促使风疹速透之功。补中益气，除热消痰。适应症：小儿风疹初起、发热口渴、小便不利等。

双根香菜汤

鲜芦根、鲜茅根各 30 克，香菜 10 克，白砂糖适量。将前两味加水煎汤、去渣，加入切碎的香菜，再煮二三沸，调入白砂糖即可。每日 1 剂。疏风清热，透疹。适应症：外感风热所致之小儿风疹。

梨皮绿豆汤

梨皮 15 克，绿豆 6 克。水煎服。每日 1 剂。清热解毒，透疹。适应症：邪热内盛所致之小儿风疹。

银花竹叶粥

银花 30 克，淡竹叶 10 克，粳米 50 克。将银花、淡竹叶加水煎取浓汁，兑入已熟的粳米粥内，再煮数沸即成。

每日 1 剂，两次分服，连服 3 ～ 5 日。清热解毒，透疹。适应症：邪热内盛所致之小儿风疹、症见高热口渴、心烦不宁、疹色鲜红或紫暗，疹点较密、小便黄少等。

● 水痘

水痘是由水痘带状疱疹病毒初次感染引起的急性传染病。传播途径主要是呼吸道飞沫或直接接触传染。也可接触污染物而间接传染。患者主要为 2 ～ 10 岁儿童。一次发病可终身免疫。

胡萝卜香菜茶

胡萝卜缨 90 克，香菜 60 克。将上两味洗净切段，加水煎汤，代茶饮用。每日 1 剂。驱风解毒，化滞下气。适应症：水痘初期，症见疱疹稀疏、浆液透明、晕红色鲜、微痒不痛，伴发热、头痛、咳嗽、喷嚏、鼻塞等。

双花绿豆茶

蜡梅花、银花各 15 克，绿豆 30 克。将前两味加水煎汤、去渣，加入洗净的绿豆煮熟，代茶饮用。每日 1 剂。清热利湿，泻火解毒。适应症：水痘中期。

🍃 虾汤

鲜虾、调料各适量。按常法煮汤服食。每日1剂。滋补强壮，托里解毒。适应症：小儿水痘、麻疹。

🍃 黄豆外用方

黄豆、香油各适量。将黄豆以文火炒熟，研为细末，用香油调匀，涂敷患处。每日两次。利水消肿，润燥生肌。适应症：水痘病后生疮。

● 肺炎

肺炎是由多种病原菌引起的肺充血和水肿，以及炎性细胞浸润和渗出性病变。常因感冒、劳累、慢性支气管炎、慢性心脏病、吸烟等原因，使肺炎球菌乘机侵入人体，引起肺炎。应及时上医院就诊。

🍃 鳗鱼油

活鳗鱼数条。将鳗鱼洗净，投入锅内，加盖煮2～3小时，使鳗鱼油浮于水面，取油备用。将鳗鱼油加食盐少许，每服半匙，每日两次，饭后服用。补虚扶羸，祛风除湿，杀虫。适应症：慢性肺炎、肺虚咳嗽等。

🍃 鱼腥草鸡蛋汤

鲜鱼腥草75克，鸡蛋两只，调料适量。按常法煮汤服食。每日1剂。清热解毒，润肺利咽。适应症：肺炎、肺脓肿等。

🍃 川贝梨

梨1个，川贝5克，冰糖适量。将梨洗净，去皮、核，切碎，川贝捣碎，与冰糖共置碗内，隔水蒸熟即成。每晚1剂，连续服用直至病愈。滋阴清热，润肺化痰。适应症：肺炎发热、咳嗽等。

🍃 核桃冰糖梨

核桃仁、冰糖各30克，梨1个。将核桃仁、冰糖捣碎，梨洗净，去皮、核，切块，共置碗内，上笼蒸熟食用。每日1剂。滋阴润肺，纳气平喘。适应症：肺炎气喘。

● 心肌炎

心肌炎是指由多种原因引起的心肌局限性或弥漫性炎症。病毒、细菌、真菌、寄生虫、免疫反应以及物理、化学因素均可引起心肌炎。春季忽冷忽热的气候常会诱发此病。

🍃 赤豆丹参汤

赤小豆50克，丹参20克。水煎服。每日1剂。清热解毒，祛瘀活血，止痛。适应症：病毒性心肌炎。

🍵 五味子茶

五味子、蜂蜜各适量。将五味子用文火炒至微焦，捣碎，每取3～6克，用开水冲泡，待温后调入蜂蜜20克，代茶饮用，每日两次。清热解毒，敛肺涩精。适应症：气阴两虚型病毒性心肌炎。

🍵 生脉茶

人参9克，麦冬15克，五味子6克。将上3味水煎取汁，代茶饮用。每日1剂。益气敛阴。适应症：气阴两虚型病毒性心肌炎，症见心悸气短、神疲乏力、胸闷自汗、口干舌燥等。

当令食物排行榜

食材	功效宜忌
白萝卜	含芥子油、淀粉酶和粗纤维，可促进消化，增强食欲，止咳化痰。味辛甘、性凉，入肺、胃经，为食疗佳品，可治疗或辅助治疗多种疾病。《本草纲目》称之为"蔬中最有利者"，立春宜多食。
香菜	含有许多挥发油，其特殊香气就是挥发油散发出来的。它能祛除肉类的腥膻味，因此在一些菜肴中加些香菜，能起到祛腥膻、增味道的功效。《本草纲目》载"芫荽性味辛温香窜，内通心脾，外达四肢"。具芳香健胃、祛风解毒之功，能疏风解表，通便利尿，促进血液循环。感冒及食欲减退者、麻疹患者尤其适合食用香菜。
茭白	与莼菜、鲈鱼并称为"江南三大名菜"。中医认为茭白有祛热、止渴、利尿、解酒等功效。

（续表）

食材	功效宜忌
葱 （入药多用香葱，鳞茎入药，称为葱白。）	葱有杀菌作用，对痢疾杆菌及皮肤真菌抑制作用强。有发汗解表、解毒治痢、散寒通阳的功效，主治风寒感冒轻症、痈肿疮毒、痢疾脉微、寒凝腹痛、小便不利等病症。用葱烹调荤食能预防春季呼吸道感染。春季吃葱能提高人体消化机能，增强人体免疫力。

附：

立春起居宜忌

立春之际，人体气血始盛，经气逢春而萌。宜早睡早起，早起时可光脚行于野外、田间、庭院，大声呼喝，使自己的意志情趣和大自然完全融为一体。"一年之际在于春"，春季是人们运动、调理的"预备期"，把握了立春时节，就把握住了获取健康的先机。

中医认为，春季属于五行"金、木、水、火、土"中的木，而从五脏与五行对应的关系来看肝也属木，木的物性是生发，肝脏也具有这样的特性。因此从情绪上讲，振奋精神去迎接生机勃勃的春天是有利于养护肝脏的。所以立春时节在精神调摄方面要做到心胸开阔，乐观向上，保持恬静、愉快的好心情，忌胸怀忧郁，更忌怒怨无常。

立春应防春寒。春寒虽不像腊月"三九""四九"那么酷冷难耐，但若过早脱下棉衣，很可能使人体防御功能受到侵袭，导致流感、肺炎、哮喘等呼吸道疾病的发生，或使原有的疾病加重。忽冷忽热的天气易使人体血管不断收缩、扩张，这对高血压、心脏病患者危害更大，它会诱发脑中风、心绞痛或心肌梗死。忽冷忽热的干寒气候更易使体弱儿童受"倒春寒"之苦，感染白喉、百日咳、猩红热等疾病。据医学史料记载，早春患胃肠溃疡的人比平时多，病情易加重。因春天主生发，万物皆蠢蠢欲动，细菌、病毒等微生物亦随之活跃起来，故而稍不留心人就会生病。这个时候除了保暖，还应该避免头颈与双脚受凉。

对于老年人，尤其是头发稀少者，更不宜过早摘下帽子、围巾。若在早春不注意调理，颈椎病、肩周炎等疾病就会乘虚而入，尤其是已有颈椎增生的中老年人，若在春寒时节出现颈部疼痛及僵硬、头晕、肩重、手麻、乏力等症状，大多是因为颈部疏于保暖的缘故。

若此时过早地穿上单鞋，早春的寒气悄悄袭来，由下而上，由表及里，侵透骨骼、关节，尤其是裸露的脚趾与踝、膝关节在不知不觉间会感酸胀、僵直。所以《老老恒言》中说："春冻半泮，下体宁过于暖，上体无妨略减，所以养阳之生气。"

但究竟要"捂"到什么程度，则因地、因人而异。如北京3月中旬才算是春回大地，5月中旬白天气温才能达到20℃左右，气温才算稳定；而福建、广州过了春节后天气马上回暖。另外，肥胖者和瘦削者在"捂"的过程中也应用心体验，自行增减衣物。

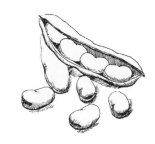

　　居室紧紧地关闭了一冬，会在室内角落里积蓄若干微尘，如果在立春进行除尘通风，可以减少和抑制病菌、病毒的繁殖，达到预防疾病的效果。

　　在睡眠方位上，立春时节头部应朝着东方。早晨醒来时微闭双目，将双手搓烫，捂于双眼上，手心拱起以防压迫眼球，朝眉毛生长的方向进行旋转按摩，至气血充盈之时迅速张开双眼，这样能有效祛除眼中的风火。

雨水

食疗养生篇

时令物语

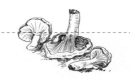

斗指壬为雨水时，东风解冻，冰雪皆散而为水，化而为雨，故名雨水。

雨水时节时值每年阳历 2 月 19 日前后，是农历二十四节气中的第二个节气。其名原指冬季过去，春天来临，天气转暖，冰雪融化成水，万物开始复苏。

雨水时节正值春雨绵绵之时。这些年，北方由于暖冬效应，此时很少下雨；而我国南方地区雨日与雨量均有明显增加。

雨水节气中的三候为：

一候獭祭鱼；

二候鸿雁来；

三候草木萌动。

就是说到了雨水节气，水獭开始捕鱼了，它将鱼摆在岸边，如同先祭后食的样子。五天过后，大雁开始从南方飞回北方。再过五天，在"润物细无声"的春雨中，草木随地中阳气的上腾而开始抽出嫩芽。

杜甫有诗云：好雨知时节，当春乃发生。随风潜入夜，润物细无声。随着雨水的到来，雪花纷飞、冷气浸骨的天气渐渐远去。雨水节气过后，气温开始回升，但冷空气活动仍较频繁，所以早、晚仍然较冷。

雨水养生：雨水养阳，调养脾胃是关键

雨水时节空气湿润，正是养生的好时机。中医认为脾胃为后天之本，气血生化之源。古代著名医家李东垣指出："脾胃伤则元气衰，元气衰则人折寿。"脾胃虚弱，百病乃生。唐代药王孙思邈说"春日宜省酸，增甘，以养脾气"，强调了这个季节调养脾胃的重要性。

现代医学实验证明，调理脾胃能有效提高机体免疫功能，防老抗衰。初春阳气渐生，气候渐暖，人们逐渐去棉穿单。但此时北方阴寒未尽，气温变化大，人体对风寒之邪的抵抗力有所减弱，因而易感邪而致病。所以此时注意"春捂"是有道理的。

雨水食疗：风高物燥多食鲜，调养脾胃宜食粥

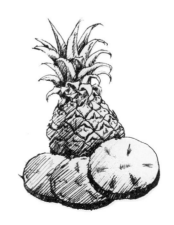

由于春季为万物生发之始，阳气发越之季，故人体常会出现皮肤干燥、嘴唇干裂等现象，故应多吃新鲜蔬菜、多汁水果以补充人体水分，可多食大枣、山药、莲子、韭菜、菠菜等，少

食油腻之物，以免助阳外泄，使肝木生发太过，克伤脾土。唐代孙思邈在《千金要方》中说："春七十二日，省酸增甘，以养脾气。"五行中肝属木，味为酸，脾属土，味为甘，木胜土。所以，雨水时节应少吃酸味，多吃甜味，以养脾脏之气。可选择韭菜、香椿、百合、豌豆苗、茼蒿、荠菜、春笋、山药、藕、芋头、萝卜、荸荠、甘蔗等。

此季节应少食羊肉、狗肉、雀肉等温热之品，不宜生食葱蒜，花生宜煮不宜炒。

在雨水节气中，我国北方虽然雨水仍然较少，但地湿之气渐升，早晨还会有浮霜、飘露出现，所以饮食当侧重于调养脾胃、祛风除湿。又由于此时天气依然寒冷，并且阴阳八卦理论认为此节气属阴，阴具有收敛的性质，所以雨水节气还是可以适当进补的，只不过要轻补，比如蜂蜜、山药、银耳、沙参等都是很适合这一节气的补品。谚语说"一日吃三枣，终生不显老"，大枣亦是此时的最好补品，其性平、味甘，能补脾和胃。老年人、孩童及脾胃素弱的人，春季宜经常服用大枣羹、焦枣茶，可达到健脾生津、补中益气的效用。

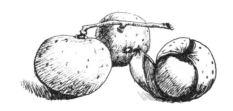

雨水进补食疗方

山药粥

山药 30 克，糯米 50 克，白砂糖适量。先将山药刮去外皮，切片晒干，与糯米同置砂锅内，加水用文火煮至粥开汁稠，以表面有粥油为度，后放入砂糖。每日早、晚温热服食。健脾养胃，补肺益肾。治疗脾胃气虚所致之形体瘦弱、四肢倦怠、食欲减退、消化不良、便溏久泻、小儿营养不良、白带量多，肺气亏虚所致之气短咳嗽、动则喘促、自汗乏力，肾气亏虚所致之遗精遗尿、消渴多尿及慢性肾炎、糖尿病、慢性支气管炎证属肺肾气虚者。

参芪薏米粥

党参 10 克，薏米 120 克，黄芪 20 克，大枣 10 枚，生姜 10 克。将党参、黄芪、大枣洗干净，以冷水浸透，薏米洗净，共置砂锅里，加水适量，先用武火烧沸；放入洗净、切碎的生姜，改用文火熬粥，至薏米熟烂即成。每日早、晚空腹、温热服食。补中益气，健脾除湿。治脾胃气虚所致之形体瘦弱、神疲乏力、食欲减退、腹泻便溏、面色萎黄、肢体困重或浮肿、时或脱肛、舌淡脉弱等。

山莲葡萄粥

淮山药 50 克，莲子肉 50 克，葡萄干 50 克，粳米 50 克，白砂糖适量。将淮山药、莲子肉、葡萄干洗净，与粳米同放入砂锅，加水适量，以文火煮粥，待粥将熟时放入白糖，搅匀后稍煮片刻即可。每日早、晚温热服食。益气健脾，补血养心。治疗心脾气血两虚所致之形体消瘦、倦怠乏力、面色无华或萎黄、食欲减退、腹胀便溏、心悸心慌、夜卧不宁、失眠多梦以及癔病、神经衰弱证属心脾气血两虚者。感冒期间不宜服。

西洋参粥

西洋参 3 克，麦冬 10 克，淡竹叶 5 克，粳米 30 克。先将麦冬、淡竹叶煎取药汁，后用药汁与粳米文火煮粥，待粥将熟时加入西洋参，再稍煮片刻即成。每日早、晚温热服食。益气养阴，生津止渴，宁心安神。治疗气阴两虚所致之神疲气短、倦怠乏力、口干多饮、心烦失眠、干咳少痰、咽喉干燥、声音嘶哑等。

🍎黄芪粥

黄芪 20 克，粳米 50 克，红糖适量。先将黄芪加水煎至 100 毫升左右，去药渣留取药汁，放粳米于药汁中，再加水约 300 毫升，文火慢熬成粥，食时加入红糖。每日早、晚温热服食。益气健脾，升阳补中，固表止汗，利水消肿，托毒生肌。治疗脾、肺气虚所致之倦怠乏力、气短懒言、食少便溏、久泻脱肛、自汗盗汗、痈肿疮疡之脓成不溃或久溃不收口；脾阳气虚、水湿不运所致之小便不利、肢体浮肿及胃下垂、子宫脱垂、慢性肝炎、慢性肠炎证属脾气亏虚者。感冒发热、阴虚火旺者不宜食用。

🍎黄芪猪肉汤

瘦猪肉 500 克，黄芪 30 克，大枣 25 枚，当归 25 克，枸杞子 20 克，味精、精盐各适量。将猪肉洗净、切块；黄芪、当归、枸杞、大枣洗净，黄芪切成节，当归切成片，与猪肉同入砂锅，加水适量，先以武火烧开，后用文火慢炖，至肉熟烂时加入味精、精盐调味即成。佐餐食用，适量。补益气血。治疗气血两虚所致之形瘦体弱、神疲气短、面色萎黄、头晕眼花、视物模糊、心悸心慌、失眠多梦、食欲减退、动则汗出气促、月经后期、色淡量少、经闭不行等。

🍎炖椰肉杞子鸡

椰肉 150 克，枸杞子 50 克，黑枣 50 克，母鸡肉 200 克，精盐、酱油、味精各适量。先将椰肉洗干净，切成小块或丝，榨取其汁备用；鸡肉切成小块。将鸡肉块、枸杞子、黑枣放入砂锅，倒入椰肉汁，加水适量，先用武火烧沸，后改文火慢炖，待鸡熟烂后调入精盐、酱油、味精即成。佐餐食用。补脾胃，益肝肾。治疗脾胃气虚、肝肾精血不足所致之神疲体倦、面色无华、头晕眼花、腰膝酸软、心烦口渴、食欲减退等。

🍎肝枣汤

牛肝 250 克，大枣 30 克，味精、精盐各适量。将牛肝洗净切片；大枣洗净，加水先煮，待枣烂时放入牛肝片，熟后加味精、精盐调味即成。佐餐食用。补血、养肝、明目。治血虚所致之面色萎黄、头晕眼花、视物模糊、心悸心慌以及贫血、夜盲症证属血虚者。

当归猪胫骨汤

当归 20 克，猪胫骨 500 克，精盐、味精各适量。先将猪骨洗干净，剁成小段，与当归同入砂锅，加水适量，先用武火烧沸，再改文火慢炖，熟后加入精盐、味精调味，取汤温服。佐餐食用。补肝肾，强筋骨。治肝肾精血亏虚所致之筋骨酸痛、痿软无力以及骨折恢复期、贫血证属肝肾精血亏虚者。

常见病雨水调治法

雨水时节，天气变化无常。天气变暖，人的毛孔开始扩张；当冷空气突然来临时，极易使人患病。

● 感冒

感冒是由多种病毒引起的上呼吸道感染，俗称"伤风"。春天气候多变，乍暖乍寒。尤其是早春时节，常有寒潮侵袭，而人体的皮肤开始变得疏松，对寒邪的抵御能力有所减弱。因此人们很容易伤风感冒，并由此引发急性支气管炎、肺炎、哮喘等疾病。

葱白汤

葱白头 10 ~ 15 克。先将葱白头洗净切细，放入杯内，用沸水冲泡，趁热饮服，服后卧床并盖被以取微汗。每日两剂。或取生姜 3 片，与葱白共煎沸饮服，亦可见效。通阳开窍，祛风活络。适应症：风寒感冒症见发热恶寒、头痛、身痛、无汗、鼻塞、流清涕、咳痰稀白、小便清长等。

生姜汤

生姜 30 克，红糖适量。先将生姜洗净切细，与红糖共置锅内，煮沸，乘热饮服，服后卧床盖被，汗出即愈（如加葱白效果更佳）。温中散寒，发汗解表。适应症：外感风寒、头痛发热、腹冷痛等。

香菜黄豆汤

香菜 50 克，黄豆 15 克，水 700 ~ 800 毫升。将香菜洗净切碎，与黄豆同放入锅内,加水 700～800 毫升,煎煮 10～15 分钟即可。热服。1 日两次,1 次 200～300 克。散风祛寒,发汗透疹,健脾益气,宽中。适应症:流行性感冒、发热、头痛。

白菜根汤

白菜根 1 个,白糖适量。先将白菜根洗净切片,水煎取汁,调入白糖饮服。每日两剂。发汗解表,治疗和预防感冒。

• 腮腺炎

腮腺炎又名痄腮、哈蟆瘟、大嘴巴,是由腮腺炎病毒引起的急性呼吸道传染病。

四味绿豆茶

银花、芦根、鱼腥草、绿豆各 30 克,白糖适量。先将前 3 味加水煎汤去渣,加入绿豆煮熟,调入白糖,代茶饮用。每日两剂。疏风解表,清热解毒。适应症:腮腺炎初期。

大青叶茶

大青叶 15 克。先将大青叶打为粗末,放入杯中,用沸水冲泡,代茶饮用。每日 1～2 剂。清热泻火,凉

血解毒。适应症:腮腺炎中、后期。

黄花菜汤

黄花菜 20 克,精盐少许。按常法煮汤服食。每日 1 剂。清热,利尿,消肿。适应症:腮腺炎。

马铃薯外用方

马铃薯 1 个,食醋适量。将马铃薯洗净,去皮捣烂,加入食醋调匀,绞取汁液涂搽患处,干了再搽,不令间断。散瘀,消肿,解毒。适应症:腮腺炎。

• 眩晕

眩晕是机体空间定向和平衡功能失调所产生的一种运动性错觉。冬春交替,人体外周血管扩张,血压下降,尤其是运动较少者在疲劳后,血管张力更为低下,出现脑部供血不足,容易导致眩晕。

白果仁散

白果仁适量。白果仁炒熟,研为细末,每服 6 克,每日 2～3 次,以大枣 5～7 枚煎汤送下。益气养血,固肾补肺。治头风眩晕、眼黑目旋。

明菊山楂茶

决明子 10 克，菊花 3 克，山楂 15 克。将上 3 味放入杯内，用沸水冲泡，代茶饮用。每日 1 剂。平肝潜阳，清利头目。适应症：肝火上炎型眩晕。

天麻茶

天麻 6 克，绿茶两克。将上两味放入杯内，用沸水冲泡，代茶饮用。每日 1 剂。平肝熄风，定惊止痉。适应症：肝火上炎型眩晕。

归芪茶

当归 6 克，黄芪 30 克。将上两味共制粗末，放入杯中，冲入沸水，加盖焖 15 ～ 20 分钟，代茶饮用。每日 1 剂。补气益血。适应症：气血亏虚型眩晕，症见头晕目眩、心悸气短、语气低微、面白食少、唇甲色淡、失血乏力等。

当令食物排行榜

食材	功效宜忌
板栗	具有补肾强骨、健脾养胃、活血止血等功效。每日早、晚各食板栗两个，久之可治肾虚之小便多、腰腿无力、久婚不育等病症。板栗做菜常食，可防病抗衰，延年益寿。
韭菜	对绿脓杆菌、大肠杆菌和金黄色葡萄球菌有抑制作用。韭菜所含丰富的纤维素能增强肠道蠕动，使大便畅通，预防肠癌。韭菜叶和根有散瘀活血、止泻通络等功效，根可用于治汗。韭菜籽有固精助阳、补肾、暖腰膝的作用。春韭香，夏韭臭。春天的韭菜营养最丰富，宜多食。

食材	功效宜忌
山药	富含黏液蛋白，能保持血管弹性，防止动脉粥样硬化，减少皮下脂肪沉积，预防肥胖。欲减肥者可以把山药作为主食，这样既可避免节食对人体造成的不良影响，又利于达到减肥目的。
竹笋（春天破土而出者称春笋，夏秋时节收获者称夏笋，冬季收藏于土中者称冬笋，春笋和冬笋最为珍贵）	中医认为春笋有"利九窍、通血脉、化痰涎、消食胀"的功效。春笋中难溶性草酸钙含量较多，所以尿道结石、肾结石、胆结石患者不宜多食。儿童、年老体弱者、消化不良者、脾虚肠滑者、过敏体质者不宜多食春笋。
甘蔗	甘蔗有清热生津、和胃降逆、解酒等功效，可用于热病伤津、心烦口渴、肺燥咳嗽、大便燥结、反胃呕吐、宿醉等病症。

惊蛰

食疗养生篇

时令物语

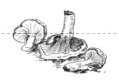

斗指丁为惊蛰，雷鸣动，蛰虫皆震起而出，故名惊蛰也。

　　每年阳历 3 月 6 日左右是二十四节气的惊蛰。

　　蛰是藏的意思，农历二月上半月，天气渐渐回暖，春雷开始震响，蛰伏的冬眠动物和昆虫震惊而出。故古籍《群芳谱》上说："雨水后十五日为惊蛰，蛰虫震惊而出也。"俗话说："春雷一响，惊醒万物。"本节气逢"九九"到"九尽"，华北大部分地区完全解冻，故有"惊蛰断凌丝""惊蛰地气通"的说法。

　　惊蛰时节降雨量有所增加，古有"二月二，龙抬头"之说，意思是说到了农历二月初二天要下雨，此后雨水会逐渐增多起来。华北大地一般 3 月中旬为降雪终止期。

　　七十二候中惊蛰三候为：

　　　　一候桃始华；

二候仓庚（黄鹂）鸣；

三候鹰化为鸠。

这是说在惊蛰时节，我国的一些地区已经是桃花红、李花白、黄莺鸣叫、燕子飞来的时节，各种蛰伏在泥土中冬眠的昆虫醒来，过冬的虫卵也开始卵化了。由此可见，惊蛰是反映自然物候现象的一个节气。

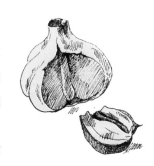

惊蛰雷鸣最引人注意。一是雷打在惊蛰前，那一年的雨水就特别多，"雷打惊蛰前，四十九天不见天"，这时容易产生低温阴雨天气。山区就不同了，"雷打惊蛰前，高山好种田"，雨水虽多，但对于山区农田来说好排水，倒是一件好事。二是雷在惊蛰当天响起，不管种什么都丰收，"惊蛰雷鸣，成堆谷米"。三是惊蛰过了好多天都未听到响雷，那就会因缺雨水而影响收成。

惊蛰节气正处乍寒乍暖之际，根据冷暖和风向预测后期天气的谚语有"冷惊蛰，暖春分""惊蛰刮北风，从头另过冬""惊蛰吹南风，秧苗迟下种"等。

"春雷响，万物长"，惊蛰时节正是"九九"艳阳天，气温回升，雨水增多。除东北、西北地区仍是银妆素裹的冬日景象外，我国大部分地区平均气温已升至0℃，华北地区日平均气温为3℃～6℃，江南地区为8℃以上，而西南和华南已达10℃～15℃，早已是一派融融春光了。所以我国劳动人民自古就很重视惊蛰，把它视为春耕开始的日子。

惊蛰养生：气候多变，辨体质调养

朱丹溪的《格致余论》说："凡人之形，长不及短，大不及小，肥不及瘦，人之色，白不及黑，嫩不及苍，薄不及厚。而况肥人多湿，瘦人多火；白者肺气虚，黑者肾不足。形色既殊，脏腑亦异，外证虽同，治法迥别也。"

人体发病的主要原因取决于体质的不同，也就是说体质决定着人体对某些致病因素的易感性。在惊蛰节气我们向大家重点介绍几种不同体质的人应采取的不同养生方法。

阳虚体质：这种人多形体白胖，或面色淡白，手足欠温，小便清长，大便时稀，怕寒喜暖。

养生方法：阳虚体质的人，应加强体育锻炼。日光浴、空气浴是不可缺少的强体卫阳之法。

饮食调养：应多食壮阳食品，如羊肉、狗肉、鸡肉、鹿肉等，根据"春夏养阳"的原则，特别是在夏日三伏时，每一伏吃一次附子粥（附子10克，先煎30分钟，加入粳米150克，同煮至熟）或羊肉附子汤（附子15克，先煎30分钟，加入焯好的羊肉500克，炖熟加盐）。

阴虚体质：这种人的体质特点为形体消瘦，手足心热，心烦少眠，便干尿黄，不耐春夏，多喜冷饮。

养生方法：阴虚体质的人性情急躁，常常心烦易怒，这是阴虚火旺、火扰神明之故，应遵循"恬淡虚无、精神内守"的养生法。加强自我涵养，养成冷静、沉着的习惯。少参加争胜负的文娱活动，节制性生活。有条件的人每逢春夏季，可到海边、林区、山区去旅游、休假。居室宜安静、坐北朝南。

饮食调养：惊蛰时节可多吃清淡食物，如糯米、芝麻、蜂蜜、乳品、豆腐、鱼、蔬菜等。有条件者可食用海参、龟肉、蟹肉、银耳、雄鸭等，辛辣之品应少食。

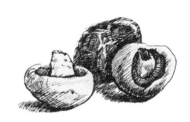

痰湿体质：形体肥胖、肌肉松弛、嗜食肥甘、神倦身重是痰湿体质的明显特征。

养生方法：痰湿之人多形体肥胖，身重易倦，故应长期坚持散步、慢跑、球类等活动，活动量应逐渐增大。

饮食调养：应该多吃健脾、化痰、祛湿的食物，如白萝卜、扁豆、蚕豆、洋葱、紫菜、枇杷、大枣、薏米、红小豆等。少食肥甘厚味，且每餐不宜过饱。

血瘀体质：凡面色晦滞、口唇色暗、肌肤干燥、眼眶黑暗者多为血瘀体质之人。

养生方法：血瘀体质的人多有气郁之症，培养乐观情绪至关重要。精神愉快则气血和畅，经络、气血运行正常。反之，苦闷、忧郁会加重血瘀倾向。

饮食调养：应常吃具有活血化瘀作用的食品，如桃仁、黑豆、油菜、慈姑、醋以及山楂粥、花生粥。也可选用一些活血养血的中药（当归、丹参、地黄、地榆、五加皮）和肉类煲汤。

惊蛰食疗：保阴潜阳，适当进补

《黄帝内经》指出："正气存内，邪不可干。"意思是说在人体正气强盛的情况下，邪气不容易侵入机体，人体也就不会发生疾病，所以增强体质，提高人体抗病能力十分重要。由于惊蛰后天气明显变暖，不但各种动物开始活动，微生物（细菌、病毒）也开始生长繁殖，所以人们需要进行饮食调养以增强体质。

惊蛰的饮食原则是保阴潜阳，宜多吃清淡食物以及富含维生素的食物，比如水萝卜、甜椒、苦瓜、油菜、圆白菜、菜花、西蓝花、芥蓝、菠菜、木耳菜、苋菜、芦笋等。惊蛰节气是传染病多发之时，要预防季节性传染病的发生。也可以适当选用一些具有调血补气、健脾补肾、养肺补脑作用的药膳，如鹌鹑汤、清补菜鸭、枸杞银耳羹、荸荠萝卜汁、扁豆粥等。

惊蛰进补食疗方

🍎 木耳粥

白木耳 5 ~ 10 克，大枣 3 ~ 5 枚，糯米 50 克，冰糖适量。先将白木耳用清水浸泡 3 ~ 4 小时。糯米与大枣同入砂锅煮粥，待煮沸数分钟后再加入白木耳、冰糖，文火熬至米烂汤稠即成。每日晨起空腹、温热服食。滋阴润肺，生津养胃，益气止血，补脑强心。治疗肺阴亏虚所致之干咳少痰、痰中带血、咽喉干痒、声音嘶哑、鼻燥衄血以及肺结核、慢性咽喉炎、干燥性鼻炎以及胃阴津亏虚所致之胃脘灼痛、饥不欲食、口干口渴，还可治血管硬化、高血压等。感冒时及发热口渴、舌红苔黄、便结尿黄之实热证者不宜服。

🍎 菠菜粥

新鲜连根菠菜 100 ~ 150 克，粳米 100 克。先将菠菜洗干净，放入沸水中略烫数分钟，捞出后切细，与粳米同放入砂锅，加清水 800 毫升左右，以文火煮至米烂汤稠即可。每日早、晚餐温热顿服。滋阴润燥，补血止血。

治疗阴血亏虚所致之头晕头痛、两目干涩、视物模糊、心烦口渴、衄血便血、大便干结及缺铁性贫血、坏血病、高血压等证属阴血不足者。脾胃虚寒所致便溏腹泻及遗尿者均不宜服。

香酥参归鸡

仔鸡1只，党参20克，白术10克，当归10克，熟地黄黄15克，料酒、菜油、花椒、精盐、五香粉、生姜、细葱各适量。将鸡宰杀后除净毛，剁去爪，清除内脏，洗干净备用。将党参、白术、当归、熟地黄烘干并研成细末，在中药末中加入料酒、精盐调匀，抹在鸡身内外，放入蒸碗内。将姜、葱洗净，分别切成片和节，与料酒、花椒、五香粉一起加入碗内，用武火蒸至熟烂。将炒锅置武火上，下菜油烧至七成热时，将鸡入油锅内炸至金黄色即成。佐餐食用。益气健脾，补血活血。治气血亏虚所致形瘦体弱、面色萎黄、头晕眼花、食欲减退、四肢麻木乏力、气短倦怠、月经量少色淡、产后乳汁稀少等。

炖龙眼党参鸽肉汤

龙眼肉30克，党参30克，白鸽肉150克。先将鸽肉洗干净，切成小块，与龙眼肉、党参同放入砂锅，加水适量炖汤，鸽肉熟后饮汤，食肉和龙眼。佐餐食用，适量。滋补肾，益脾气。治疗肝肾阴血亏虚、脾气不足所致之腰膝酸软、形体消瘦、头晕耳鸣、心悸不宁、失眠健忘、气短食少等。

猪心枣仁汤

猪心1个，酸枣仁15克，茯神15克，远志5克，味精、精盐各适量。先将猪心剖开，洗干净；茯神、酸枣仁、远志用细纱布袋装好并扎紧口，与猪心同放入砂锅，加水适量，先用武火烧沸，打去浮沫，后改文火慢炖，至猪心熟透后加入少许精盐、味精调味即成。饮汤食猪心。补血养心，益肝宁神。治疗心肝血虚所致之心悸不宁、失眠多梦、记忆力减退，以及阵发性心动过速、神经衰弱等证属血虚者。

首乌丹参蜂蜜汁

制首乌20克，丹参15克，蜂蜜15克。将制首乌、丹参洗干净，以文火慢煎，去渣取汁，调入蜂蜜搅匀即成。每日早、晚适量饮用。滋阴活血。治疗动脉硬化、高血压、慢性肝炎证属血虚阴亏兼有血瘀者。

常见病惊蛰调治法

惊蛰节气，天雷轰响，地气生发，各种微生物迅速繁殖，病菌繁衍。加之"倒春寒"侵袭，此节气极易诱发呼吸系统疾病。

• 百日咳

百日咳是由百日咳杆菌引起的急性呼吸道传染病，全年均可发病，冬、春季常见。任何年龄均可发病，但以5岁以下小儿更为多见。

✍ 大蒜桔饼汤

紫皮大蒜1头，桔饼1个，白糖适量。将紫皮大蒜去皮切碎，桔饼切碎，共置锅内，加水1碗，煎二三沸，去渣，调入白糖饮服。每日1剂，2～3次分服。解毒除湿，散郁化痰。适应症：百日咳及急、慢性支气管炎。

✍ 冬瓜子仁方

冬瓜子仁、红糖各适量。将冬瓜子仁捣烂，研为细末，每取15克，酌加红糖，用开水冲服，每日两次。润肺，化痰，消痈，利水。适应症：百日咳恢复期。

✍ 万寿菊汤

万寿菊15朵，红糖适量。将万寿菊水煎取汁，调入红糖服用。每日1剂。平肝清热，祛风止咳。适应症：百日咳之痉咳期，症见咳嗽阵作，咳时面赤发憋，弯腰曲背，涕泪俱出，阵咳后吸气时有哮鸣，咳甚则呕吐黏痰，眼睑浮肿，眼脸结膜出血，衄血等。

✍ 橄榄汤

橄榄20枚，冰糖适量。水煎服。每日1剂，3次分服。清热利咽，润肺祛痰。适应症：百日咳之痉咳期。

• 肝炎

春天是甲型肝炎的好发季节。若接触甲型肝炎病人半个月至一个月后的时间里出现发热、食欲减退、饭后恶心、呕吐、乏力、浓茶样小便时，则应及时到医院就诊。

松针汤

青松针 30 克，水煎服。每日 1 剂。祛风燥湿，杀虫。适应症：肝炎预防、流脑。

珍珠草猪肝汤

珍珠草（干品）30 克，猪肝 100 克。按常法加水煎汤、调味，吃肝喝汤。每日 1 剂，连服 5 ~ 7 剂。平肝清热，利水解毒。适应症：急性传染性肝炎。

柚皮汤

新鲜柚皮两只，葱末 30 克，调料适量。先将柚皮用炭火烧焦，刮去外层，放入清水浸泡 1 天，去除苦味，并切块，加水炖熟，加入葱末、调料即可服食。每日 1 剂。疏肝理气。适应症：肝炎胁肋疼痛。

茄子粥

紫茄子 500 克，大米 150 克。按常法煮粥服食。每日 1 剂，连服 5 ~ 7 剂。清热解毒，利湿祛风。适应症：黄疸型肝炎。

芹菜大枣汤

鲜芹菜 150 克，大枣 12 枚，车前草 30 克，白糖适量。将前 3 味水煎两次，取汁混匀，调入白糖饮服。每日 1 ~ 2 剂，连服 5 ~ 7 日。平肝清热，利湿通淋。适应症：急性黄疸型肝炎。

● 支气管炎

支气管炎分为急性和慢性两种，多数是细菌或病毒感染引起，粉尘、烟雾和刺激性气体也能引起支气管炎。春季常是急性支气管炎高发季节。

大蒜桔饼汤

紫皮大蒜 1 头，桔饼 1 个，白糖适量。将紫皮大蒜去皮切碎，桔饼切碎，共置锅内，加水一碗，煎二三沸并去渣，调入白糖饮服。每日 1 剂，两次分服。破瘀除湿，理气化痰。适应症：急性支气管炎。

冰糖炖梨

生梨 1 只，冰糖适量。将梨洗净，去皮、核，切碎，与冰糖共置锅内，加水炖服。每日两次。滋阴润肺，止咳化痰。适应症：急性支气管炎咳嗽。

当令食物排行榜

食材	功效宜忌
扁豆（种子、花和扁豆衣均可入药。）	扁豆性平、味甘，能健脾和中，消暑化湿，养胃下气，补虚止泻；不仅是治暑湿吐泻、脾虚呕逆、食少久泄的良药，还可用于治疗消化不良、急性肠胃炎、腹泻。扁豆含凝集素，高温才能破坏其毒性，故食用前宜多煮一段时间。腹胀及患病者最好不要食用。
紫菜	紫菜所含维生素 A、维生素 B_1、维生素 B_2 为蔬菜之冠。《食疗本草》记载紫菜有清热利水、化痰软坚、补肾养心的功效。
薏米	薏米能利湿健脾，舒筋除痹，清热排脓。主治脾胃虚弱、便溏腹泻、妇女带下异常、脾虚水肿、小便不利、脚气肿痛、湿热痹痛、手足拘挛、肺痈咳痰、肠痈腹痛。此外，临床还用于治疗消化道肿瘤、子宫颈癌、扁平疣等。
赤小豆（一般用做豆包、粽子馅。）	赤小豆能健脾利湿，和血排脓，消肿解毒。主治水肿脚气、小便不利、黄疸、便血、痔疮、肠痈等。赤小豆利尿，故尿频者禁食。津枯、消瘦之人不宜多食。
带鱼	每年从惊蛰到清明时节是带鱼上市的旺季，此时带鱼肉嫩体肥，鱼刺滑软，味道极鲜，故有"开春第一鲜"之说。带鱼味甘咸、性温平，具有祛风杀虫、和中开胃、暖胃补虚、润泽皮肤的功效。

附:

惊蛰起居宜忌

惊蛰时节，此时肝气旺盛，老年人易动怒，要注意情绪神志的调摄，随时保持心平气和，不妄动肝火，否则肝气升腾太过，易患眩晕、中风之病。此节气宜用枸杞煎水擦身洗面，可使皮肤光泽不老。

春分

时令物语

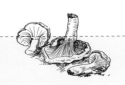

斗指壬为春分，约行周天，南北两半球昼夜均分，又当春之半，故名为春分。

阳历 3 月 21 日左右是二十四节气中的春分，为春季的中分点。春分古时又称为日中、日夜分。《月令七十二候集解》云："二月中，分者半也，此当九十日之半，故谓之分。"另《春秋繁露·阴阳出入上下篇》说："春分者，阴阳相半也，故昼夜均而寒暑平。"所以春分的意义，一是指一天中白天、黑夜平分，各为 12 小时；二是指春季的平分，古时以立春至立夏为春季，春分正当春季 3 个月之中，平分了春季。春分日是春季九十天的中分点，南北半球昼夜相等。从这一天起，太阳直射位置渐向北移，南北半球昼夜长短也随之而变，北半球昼长夜短，南半球与之相反。

春分节气中三候为：

一候元鸟至；

二候雷乃发声；

三候始电。

此意是说春分日后，燕子从南方飞来了，下雨时天空打雷并发出闪电。春分时节，除了全年皆冬的高寒山区和北纬45°以北的地区外，全国各地日平均气温均稳定在0℃以上，严寒已经逝去，气温回升较快，尤其是华北地区和黄淮平原，日平均气温升至10℃以上。辽阔的大地上杨柳青青，莺飞草长，小麦拔节，油菜花香，桃红李白迎春黄。而华南地区更是一派暮春景象。从气候规律说，这时江南的降水迅速增多，进入春季"桃花汛"期。"春雨贵如油"的东北、华北、西北地区降水依然很少。

春分后，我国南方大部分地区越冬作物进入春季生长阶段。南方各地气温则继续回升，此时节有利于水稻、玉米等作物播种，植树造林也非常适宜。但是，春分前后华南常常有一次较强的冷空气入侵，届时气温会显著下降，最低气温可达5℃以下。有时还有小股冷空气接踵而至。

春分养生：昼夜平分，宜阴阳平衡

天人相应，由于春分节气平分了昼夜、寒暑，人们在保健养生时也应保持人体阴阳平衡的状态。现代医学研究证明：人体生命在活动过程中，由于新陈代谢失调，可导致体内某些元素的不平衡状态，即有些元素的积累超量，有些元素的含量不足，从而导致人体早衰和疾病发生。而一些非感染性疾病与人体元素平衡失调有关。究其原因，无一不是阴阳不平衡之故。医学研究表明，在人生不同年龄段里，根据其不同的生理特点调整相应的饮食结构，补充必要的微量元素，维持体内各种元素的平衡将有益于人体的健康。

另外，春分对人体而言，重要意义仅次于夏至、冬至，对健康也有较大的影响。春分之日，天地间阴阳交合，万物新生。人们可以晚点睡，早些起，多去庭院散步，使情绪舒畅，才能与"春生"之机相应。春天高血压病多发，也易产生眩晕、失眠等症。在思想上要保持轻松愉快、乐观向上的精神状态。在起居方面要坚持适当锻炼、定时睡眠、定量用餐，有目的地进行调养，方可达到养生的最佳效果。

春分食疗：食物寒凉温热，身体阴阳平衡

此节气的饮食调养应当根据自己的实际情况选择能够保持机体功能协调和平衡的膳食，如在烹调螃蟹、鸭、海蜇、甲鱼等寒性食物时佐以葱、姜、酒、醋类温性调料，以防菜肴性偏寒凉，食后损伤脾胃，引起脘腹不适之症。春分时节适合食用的膳食有白烧鳝鱼、杜仲腰花、大蒜烧茄子等，有补虚损、降血压、凉血止血的功效。

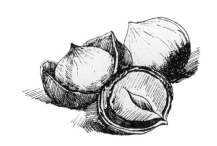

春分进补食疗方

参芪白莲粥

人参 6 克，黄芪 25 克，大枣 15 枚，白莲肉 50 克，粳米 50 ~ 80 克。先将人参、黄芪用清水 1000 毫升文火煎取浓汁 200 毫升左右，去渣后将药汁与大枣、白莲肉、粳米同放入砂锅，再加水适量，慢熬成粥。每日早、晚温热服食。益气，补血，健脾。治疗气血亏虚、脾虚失运所致之神疲气短、心悸不宁、失眠多梦、动则喘促、常自汗出、食欲减退、腹胀便溏、月经先期、经稀色淡等。

猪蹄粥

猪蹄 1 ~ 2 个，通草 3 ~ 5 克，粳米 50 ~ 80 克，细葱 3 根，食盐适量。先将猪蹄洗净，劈开并切成小块，煎取浓汁；再将通草煎汁去渣；将猪蹄汁、药汁与粳米同入砂锅，加水适量，以文火煮粥，待粥将熟时加入细葱（切碎）、食盐，稍煮片刻即可。每日早、中、晚温热服食。补血液，通乳汁。治疗精血亏虚所致之产妇乳汁稀少或乳汁不通等。乳房红、肿、热、痛者不宜服。

山药莲子汤

淮山药 30 克，莲子 35 克，薏米 30 克，白砂糖适量。将莲子去皮、去心，与淮山药、薏米一起洗干净，共放入砂罐中，加水适量，以文火煮至熟烂，放入白糖即成。每日早、晚温服。益气健脾，除湿止带。治疗运化失常所致之精神疲倦、食欲减退、大便溏泄、两足浮肿、带下色白。

红枣炖兔肉

红枣 50 克，鲜兔肉 200 克，味精、精盐各适量。选色红、个大、肉质厚实的红枣，洗净备用。将兔肉洗净，切成小块，与红枣一起放砂锅内，加水炖熟即成。佐餐食用，适量。健脾益气，补血强身。治疗脾气亏虚、阴血不足所致之形体瘦弱、不思饮食、口淡无味、食后饱胀、面色萎黄、头晕眼花，以及营养不良性贫血、血小板减少性紫癜等属气虚血亏者。

猪肝枸杞鸡蛋汤

鲜猪肝 150 克，枸杞子 20 克，鸡蛋 1 个，生姜、味精、精盐各适量。

将猪肝洗净切片，枸杞子、生姜分别洗净，姜切碎备用。将锅内水烧开，放入少量姜、精盐，先煮枸杞子，约10分钟后下入猪肝片，待水再开时放入搅散的鸡蛋，调入味精即成。佐餐食用，适量。补血、养肝、明目。治疗肝血亏虚所致之头晕头痛、眼花干涩、迎风流泪，以及夜盲症、贫血证属肝血虚者。

炖蜜川贝

蜂蜜20克，川贝10克。将川贝放于蜂蜜中，隔水蒸熟服食。滋阴润肺，化痰止咳。治疗肺阴亏虚所致之久咳不止、干咳痰少而质地黏稠、咽喉干燥，以及肺结核、慢性支气管炎等证属阴虚有痰者。

白烧鳝鱼

鳝鱼500克，黄酒、葱白、生姜、食盐、胡椒粉、植物油各适量。鳝鱼去骨及内脏，洗净切段备用，锅内倒入植物油，烧至七成热时放入鳝鱼、葱、姜，略炒后加黄酒、食盐、少量清水，小火烧至熟透，撒入胡椒粉即成。佐餐食用，适量。补虚损，止便血。对于治疗产后虚、痔疮出血、下痢脓血、脏腑耗损效果尤好。无论以何种方法烹饪鳝鱼都不可忘记佐以胡椒。

杜仲腰花

杜仲12克，猪肾250克，葱、姜、蒜、花椒、醋、酱油、绍酒、干淀粉、盐、白砂糖、植物油、味精各适量。杜仲以清水煎取浓汁50毫升，加淀粉、绍酒、味精、酱油、盐、白砂糖，兑成芡汁并分成三份备用。猪腰片去腰膜，除筋膜，切成腰花，浸入一份芡汁内，葱、姜、蒜洗净切段待用。炒锅大火烧热，倒入植物油并烧至八成热，放入花椒，待香味出来时投入腰花、葱、姜、蒜，快速炒散并加入芡汁，继续翻炒几分钟，加入另一份芡汁和醋翻炒均匀，起锅即成。佐餐食用，适量。壮筋骨，降血压。药食合用，共奏补肾、健骨、降压之功。无病食之，亦可强健筋骨。

大蒜烧茄子

大蒜25克，茄子500克，葱、姜、淀粉、酱油、白糖、食盐、味精、植物油、清汤各适量。茄子去蒂洗净，剖成两瓣，切成长4厘米、宽两厘米的方块（不要切断）。葱、姜洗净、切碎，大蒜洗净并切成两瓣备用。炒锅置大火上烧热，倒入植物油，待七成热时将茄子逐个放入锅内翻炒至黄色，再下入姜末、酱油、食盐、蒜瓣及清汤，烧沸后用文火焖 10 分钟，翻匀并撒入葱花，再将白糖、淀粉加水调成芡，收汁，加入味精起锅即成。佐餐食用，适量。凉血止血，消肿定痛。适用于便血、高血压、动脉硬化、紫斑等病症。

常见病春分调治法

春分时节正值草木生长期，人体激素水平也处于相对高峰期，此时常见的非感染性疾病有高血压、月经失调、痔疮及过敏性疾病等。另外，春天也是传染病高发季节，如儿童好发腮腺炎、水痘、猩红热和风疹等。

● 失眠

春季气候变化无常，易使人情绪波动，烦躁不安；加之气压低，易引起人体内分泌紊乱，导致失眠。

金针菜汤

金针菜 30 克，冰糖适量。将金针菜加水煎 30 分钟，去渣；加入冰糖稍煮令溶，睡前 1 小时服下。清热，安神。适应症：失眠。

灯芯竹叶茶

灯芯草、鲜竹叶各 60 克。将上两味洗净，水煎取汁，代茶饮用。每日 1 剂。安神定志，清心镇惊。适应症：心胆气虚型失眠，症见心慌不寐、寐易惊醒、胆怯惊恐、多梦等。

桑葚子茶

桑葚子 15 克，冰糖适量，泡水代茶饮。将上两味捣碎，放入杯内，用沸水冲泡，代茶饮用。每日 1 ~ 2 剂。滋补肾阴，清心降火。适应症：心肾不交型失眠，症见心烦不寐、头晕耳鸣、心悸健忘。

酸枣仁茶

酸枣仁9～15克，白糖适量。将酸枣仁捣碎，水煎取汁，调入白糖，代茶饮用。每日1剂。补肝益胆，宁心安神。适应症：心胆气虚型失眠。

• 猩红热

猩红热是由乙型溶血性链球菌引起的急性呼吸道传染病，好发于10岁以下儿童，一年四季皆可发生，但以春季为多。

山楂银菊茶

山楂、银花、菊花各50克，白糖适量。将前3味水煎取汁，调入白糖，代茶饮用。每日1剂。两岁以下小儿药量酌减。辛凉清热，解毒利咽。适应症：猩红热初期，症见发热恶寒、头痛呕吐、咽喉红肿、遍身酸痛、痧点隐约可见，或初见痧疹等。

银花生地黄绿豆汤

银花、生地黄各20克，绿豆30克，白糖适量。将银花、生地黄加水煎汤并去渣，再放入洗净的绿豆煮汤，熟后调入白糖即成。每日1剂，2～3次分服。滋阴清热，凉血解毒。适应症：猩红热恢复期，症见丹痧布齐后1～2日皮肤开始脱屑，此时身热渐退，咽部糜烂、疼痛亦渐减轻，但尚有低热、口唇干燥，或伴干咳、食欲减退等。

枇杷叶汤

鲜枇杷叶15克，白糖适量。将枇杷叶洗净，用纱布包好，放入沙锅内，加水煎沸15～20分钟，弃枇杷叶，调入白糖即成。每日1剂，连服3日。清热止咳，降气化痰，和胃止呕。适应症：猩红热预防。

• 月经不调

月经不调是指月经失去正常规律性。经期提前或错后7天以上为月经先期或月经后期；月经周期或前或后为月经先后不定期；月经量或多或少为月经过多或月经过少。

丹参散

丹参150克。将丹参研为细末，每服10克，每日两次，用黄酒送服。活血祛瘀，调经止痛。适应症：血瘀型月经后期。

艾叶香附茶

艾叶9克，醋香附15克，淡干姜6克。将上3味共制粗末，放入杯中，用沸水冲泡，代茶饮用。每日1剂。
温经散寒，行气调经。适应症：虚寒
型月经后期。

芹菜益母煮鸡蛋

芹菜 250 克，益母草 50 克，鸡
蛋 1 只，调料适量。将芹菜、益母草
洗净切碎，鸡蛋洗净，共置锅内，加
水同煮，鸡蛋熟后去壳，再入锅煮 10
分钟，调味，吃蛋喝汤。每日 1 剂。
平肝祛风，养血调经。适应症：月经
先后不定期。

月季花汤

月季花 15 克，红糖 100 克，甜
酒两匙。将月季花加水煎汤去渣，调
入红糖、甜酒服用。每日 1 剂。活血，
养血，调经。适应症：月经先后不定期。

● 过敏性紫癜

过敏性紫癜是一种毛细血管的变
态反应性疾病，可因累及肾小球毛细
血管及间质血管而导致肾脏损害，出
现浮肿、蛋白尿、血尿及肾功能异常
等。本病常见于儿童与青少年。

芝麻桑叶散

黑芝麻 500 克，干桑叶 200 克。
将上两味研为细末，每服 20 克，每

日 3 次，以温开水送服。补益肝肾，
祛风散热。适应症：过敏性紫癜。

藕节大枣茶

白藕节、大枣各 50 克。将上两
味洗净，加水煎汤，代茶饮用。每日
1 剂。补中益气，养血止血。适应症：
过敏性紫癜。

南瓜蒂散

南瓜蒂两个。将南瓜蒂洗净，置
瓦上焙干，研为细末，以温开水送服。
每日 1 剂。利水消痈，解毒杀虫。适
应症：过敏性紫癜。

苦瓜皮汤

苦瓜皮 30 克，红糖 20 克。将苦
瓜皮洗净，加水煎汤，调入红糖，一
次服下，每日 1 ~ 2 剂。补脾固肾，
驱风活血。适应症：过敏性紫癜。

● 盗汗

盗汗是以入睡后汗出异常，醒后
汗泄即止为特征的病症，冬、春两季
是病症高发期。

黑豆衣小麦汤

黑豆衣、浮小麦各 10 克，水煎服。
每日 1 剂。调中下气，除热止汗。适

应症：体虚盗汗、自汗、热病后出虚汗。

大枣乌梅汤

大枣 15 枚，乌梅 10 枚。水煎服。每日 1 剂。益气敛阴，止汗。适应症：盗汗。

黑豆炖塘虱鱼

塘虱鱼两条，黑豆 60 克，调料适量。将塘虱鱼去鳃及内脏、洗净，黑豆洗净，共置锅内，加水炖熟，调味食用。每日或隔日 1 剂。补虚，养血，敛汗。适应症：盗汗、自汗、贫血等。

豆豉酒

豆豉 250 克，米酒 1000 毫升。将豆豉炒香，放凉后浸入米酒内，密封贮存，3～5 日即成。每服 1 小杯，每日两次。益气和血，解热除烦。适应症：盗汗。

当令食物排行榜

食材	功效宜忌
菠菜	菠菜有"蔬菜之王""维生素宝库"的称誉，我国民间有"菠菜虽贱，山珍海味不换"的谚语。糖尿病、高血压、便秘者更宜食用。
黄豆	有"植物肉""绿色牛乳"之誉。能宽中健脾，利水消肿，解毒。适用于脾虚气弱、营养不良、水肿、小便不利以及食物中毒、疮痈等。黄豆经加工可制成多种豆制品，适合高血压、动脉硬化、心脏病患者食用。
大葱	味辛、性温，有解表通阳功效。将葱捣烂擦脚心、手心、背脊能治疗伤风感冒。也可将葱捣汁，敷在化脓的创面上，有抑菌、促使创面愈合的作用。

（续表）

食材	功效宜忌
梅子	梅未成熟时呈青色，又称青梅。浸酒称青梅酒，可治疗胃炎、呕吐、腹痛、风湿病、关节痛，还可预防中暑等。青梅经过烟火熏烤，皮呈深褐色，名乌梅，是一味常用的中药；敛肺止咳，涩肠止泻，安蛔止痛，生津止渴。
香椿	俗话说"雨前椿芽嫩如丝，雨后椿芽如木质"，就是说香椿芽以谷雨前者为佳，谷雨后其纤维老化，口感乏味，营养价值也会大大降低。香椿味苦、性寒，有清热解毒、涩肠止血、健胃理气、杀虫固精等功效。现代医学研究表明，香椿对金黄色葡萄球菌、痢疾杆菌、伤寒杆菌都有明显的抑制作用和杀灭作用。

附：

春分起居宜忌

春天里来百花开，此时正是出门踏青的大好时光。脚踏青青草地，沐浴和煦阳光，阵阵花香袭人，让人心旷神怡。

清明

时令物语

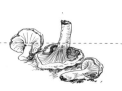

斗指丁为清明，时万物清洁而明净，盖时当气清景明，万物皆齐，故名也。

每年4月5日或6日为清明节气。《月令七十二候集解》说："物至此时，皆以洁齐而清明矣。"故"清明"有冰雪消融、草木青青、天气明朗、万物欣欣向荣之意。"满街杨柳绿丝烟，画出清明二月天""佳节清明桃李笑""雨足郊原草木柔"等名句正是对清明时节天地物候的生动描绘。

清明节气三候为：

一候桐始华；

二候田鼠化为鹌；

三候虹始见。

此意为，在这个时节先是白桐花开放了，接着喜阴的田鼠回到了地下的洞中，雨后的天空可以见到彩虹了。清明时节，除东北与西北地区外，我国大部分地区的日平均气温已升至12℃，大江南北以及长城内外，到处是一片繁忙的春耕景象。清明节气的一些谚语吟起来也饶有趣味：

> 清明不插柳，死后变黄狗；
>
> 清明忙种麦，谷雨种大田；
>
> 清明前后，点瓜种豆；
>
> 清明谷雨两相连，浸种耕种莫迟延；
>
> 清明前后一场雨，强如秀才中了举；
>
> 清明时节，麦长三节……

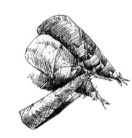

清明时的江南却是时阴时晴，充沛的水分一般可满足作物生长的需要，令人担心的倒是雨水过多所导致的危害。而黄淮平原以北的广大地区，清明时节降水仍然很少，对开始旺盛生长的作物和春播来说，水分常常供不应求，此时的雨水显得十分宝贵。常言道："清明断雪，谷雨断霜。"时至清明，华南气候温暖，春意正浓。但在清明前后，仍然时有冷空气入侵。

"清明时节雨纷纷"，这是唐代著名诗人杜牧对江南春雨的描写。但就一些地区而言情况并非如此。特别是华南西部，常处于春旱时段，4月上旬雨量一般仅有10~20毫米，尚不足江南地区的一半；华南东部虽然春雨较多，但4月上旬雨量一般也只有20~40毫米。此外，5～6月是一年之中冰雹最多的月份，应当加强对雹灾的防御。

清明养生：调节阴阳以补肾

多雨是这一季节的特有现象，气温会随着降雨而降低，但是雨过天晴，气温会不断升高。

古人云："春不食肝，夏不食心，秋不食肺，冬不食肾，四季不食脾，如能不食此五脏，乃顺天理。"在八卦中，清明时节为夬卦，卦象中五阳一阴，足见此时阳气的充足。肝主阳，此节气不宜对肝脏过分进补。

清明时节阴阳失调的身体症状包括：阴虚阳亢症（头痛头晕，耳鸣眼花，失眠多梦，腰膝酸软，面热潮红，四肢麻木）；肝肾阴虚证（头晕眼花，目涩而干，耳鸣耳聋，腰酸腿软，足跟痛）；阴阳两虚证（头目昏花，行走如坐舟船，面白少华，兼有烘热、心悸气短、腰膝酸软、夜尿频多或水肿）。针对阴阳失调、本虚标实的病理，养生原则应以调和阴阳为大法。

情志方面，应当减轻和消除异常情志反应；运动方面，宜选择动作柔和、动中有静者，例如太极拳等；饮食方面，须定时定量，不暴饮暴食，多食瓜果、蔬菜。

清明食疗：多食柔肝养肺食品，不食发物

清明正是冬笋、春笋相继上市的时节，笋味鲜美，人多喜食。但其性寒，滑利耗气。《本草从新》说："虚人食笋，多致疾也。"人有痼疾，其气多虚，食笋更耗其气，导致旧病复发。鸡肉能动风、助肝火，春季正值肝阳上升时节，多食鸡肉易使肝阳偏亢，导致慢性肝炎、高血压等病复发。此时节可多食柔肝养肺之品，荠菜益肝和中，菠菜可利五脏、通血脉，山药健脾补肺，淡菜滋水涵木，均可食用。

清明多雨，除利水渗湿外，还要适当补益，因而养血舒筋最为重

要。所以，清明时节还应服一些适时的滋补品，如银耳味甘性平、无毒，能润肺生津，益阴柔肝。春升之际常食银耳可柔肝养肺。桑葚有养血柔肝、益肾润肺的作用，与银耳可搭配食用。

清明进补食疗方

 荠菜粥

新鲜荠菜 250 克（或干荠菜 90 克），粳米 50 ～ 100 克。将荠菜洗净切碎，与粳米同放入砂锅内，加水 500 ～ 800 毫升，文火煮粥。每日早、晚餐温热服食。益气健脾，养肝明目，止血利水。治疗脾胃气虚所致之形体瘦弱、肢体浮肿、乳糜尿以及肝阴亏虚所致之头晕眼花、视物模糊、胃出血、子宫出血、慢性肾炎水肿等。

麦门冬粥

麦门冬 20 克，粳米 50 克，白砂糖适量，红枣 5 枚。先将麦门冬去心，用温水浸泡片刻，与粳米、红枣同放入砂锅内，加水 500 毫升左右，以文火煮至麦门冬烂熟，粳米开花，粥将熟时放入白糖搅匀，稍煮片刻即可。每日早、晚温热服食。养阴润肺，益胃清心。治肺胃阴虚所致之燥咳无痰、咽干口燥、胃脘灼痛，纳少干呕或饥不欲食等。感冒及咳嗽痰多者不宜服。

 人参菠菜饺

人参粉 5 克，猪肉 500 克，菠菜 750 克，面粉两千克，生姜、胡椒粉、酱油、香油、葱、精盐各适量。将菠菜清洗干净后去茎留叶，搓成菜泥，加入适量清水搅匀，用纱布包好挤出绿色菜汁待用。将猪肉用清水洗净，剁成茸，加精盐、酱油、胡椒粉、生姜末拌匀，加水适量搅拌成糊状，再放入葱花、人参粉、香油拌匀成馅。将面粉用菠菜汁揉和均匀，如菠菜汁不够，可加点清水，揉至表面光滑为止。将其擀成圆薄面皮，加馅包成饺子，待锅内水烧开后，下锅煮熟即成。益元气，补脾肺，安心神。治元气不足、脾肺气虚所致之神疲气短、不思饮食、四肢乏力、久咳声低、常自汗出、

心悸怔忡、夜卧不宁等。

🍎 银耳羹

干银耳 10 克，鸡蛋 1 个，冰糖 60 克。将银耳放入盆内并用温水浸泡约 30 分钟，待其发透后摘去蒂头，择净杂质，将银耳掰成片状，倒入锅内，加水适量，置武火上烧沸后，改用文火继续炖熬至银耳熟烂汁稠。将冰糖放入大勺内，加水适量，置文火上溶化成汁；将鸡蛋去黄留取蛋清，兑入少许清水搅匀后，倒入大勺中搅拌，待烧沸后打去浮沫，再将糖汁倒入银耳锅中即成。每日早、晚温热服食。养阴润肺，益胃生津。治疗肺胃阴虚所致之干咳少痰、痰中带血、咽喉干痛、声音嘶哑、心烦失眠、口渴唇燥、饥不欲食、干呕呃逆、大便秘结以及肺结核、慢性咽喉炎、高血压、动脉硬化等证属阴虚者。

🍎 羊乳山药羹

羊乳 300 毫升，淮山药 20 克。将淮山药炒至微黄，研为细末。羊乳煮开后，加入山药末调匀服食。每日早、晚温热服食。滋阴益气，益胃补肾。治胃肾气阴两虚所致之腰膝酸软无力、梦遗滑精、心烦口渴、不思饮食、干呕呃逆，以及慢性胃炎、慢性肾炎证属气阴亏虚者。

🍎 猪肝菠菜汤

鲜猪肝 250 克，菠菜 200 克，清汤、麻油、味精、精盐各适量。将猪肝、菠菜分别洗干净，猪肝切成均匀薄片，菠菜切成段。将清汤放入锅内烧开后，下入猪肝、菠菜，加入味精、精盐，待汤再开时淋上少许麻油即成。佐餐食用，适量。补血，养肝，明目。治肝血亏虚所致之头晕眼花、两目干涩、视物模糊、迎风流泪，以及贫血、夜盲症、中心性视网膜炎等证属肝血虚者。

🍎 桑葚苁蓉汤

桑葚 30 克，肉苁蓉 20 克，黑芝麻 15 克，炒枳壳 10 克。将桑葚、黑芝麻择去杂质、洗净，与肉苁蓉、枳壳同放入砂锅，加水适量煎汤饮服。每日晚饭后温热服用，7 天为 1 疗程。滋阴血，补肝肾，润肠道。治肝肾阴血亏虚所致之腰酸腿软、头晕眼花、健忘失眠、腹部胀满、大便秘结等。

荠菜茶

干荠菜 20 克。春末夏初采荠菜全草,洗净晒干切碎备用。开水冲泡,代茶频饮。清热凉肝,利尿降压。治高血压之肝阳上亢、头晕目眩、头重脚轻者。

菊花茶

白菊花 10～15 克。将菊花洗净,开水冲泡,代茶频饮。平肝明目,清热疏风。治早期高血压、更年期高血压所致之眩晕、头痛、耳鸣等。

鸽肉山药玉竹汤

白鸽 1 只,淮山药 30 克,玉竹 25 克,味精、精盐各适量。将白鸽宰杀后去净毛,剖除内脏,冲洗干净,切成小块,与山药、玉竹同放入砂锅,加水适量,先以武火烧开,后用文火慢炖至鸽肉熟烂,加味精、精盐调味即成。佐餐食用,适量。滋阴生津,益气。治气阴亏虚所致之神疲气短、唇焦口燥、消渴多饮及糖尿病证属气阴亏虚者。

常见病清明调治法

春季人多有疲倦嗜睡的感觉,乍暖乍寒的天气容易使人受凉,导致流行性疾病的发生。

• 胃及十二指肠溃疡

胃及十二指肠溃疡一年四季皆可发生,但以春、秋、冬三季发病率高。本病的发生与地理环境、不良精神刺激、酗酒、吸烟、进食速度过快等因素有关。

卷心菜汁

鲜卷心菜适量。将卷心菜洗净,捣烂取汁 1 杯(200～300 毫升),略加温,饭前饮服。每日两次,连服 10 日为 1 个疗程。利五脏,调六腑。适应症:胃及十二指肠溃疡疼痛(未出血时)。

蜂蜜方

蜂蜜 100 ~ 150 毫升（约 1 杯）。将蜂蜜隔水蒸熟，饭前空腹一次服下。每日 3 剂，常服有效。补中益气，健脾和胃。适应症：胃及十二指肠溃疡疼痛。

藕汁饮

嫩藕 500 克，白糖适量。将藕洗净，连皮捣烂取汁，调入白糖，随意饮用。每日 1 剂。凉血止血。适应症：胃溃疡呕血。

豆浆白糖饮

豆浆 500 毫升，白糖适量。将豆浆煮沸，调入白糖即成。每日 1 剂，两次分服。补虚，清火，化痰，通淋。适应症：肝胃郁热型胃及十二指肠溃疡，症见胃脘灼痛、口苦而干、喜冷饮、吞酸、嘈杂、烦躁易怒、便秘等。

• 高血压

现代医学研究发现，春季血压易波动而升高，使人出现头痛、头晕、失眠等症状。

芹菜汁

鲜芹菜适量。将芹菜洗净切段，以沸水烫约两分钟，切细并捣烂取汁。每服 1 小杯，每日两次，连续食用可见疗效。平肝清热，祛风利湿。适应症：高血压之头痛脑胀、颜面潮红、易兴奋等。

凉拌菠菜

鲜菠菜、精盐、味精、香油各适量。将菠菜择洗干净，置沸水中烫约 3 分钟，捞出投凉，挤干水分并切碎，加调料拌食。每日两次。敛阴润燥，养血止血，下气通肠。适应症：高血压、便秘、头痛、面赤、目眩等。

荸荠海蜇汤

荸荠、海蜇头各 60 ~ 120 克。将荸荠洗净，去皮切片，海蜇头漂洗干净并切碎。共置锅内，加水煮汤服食。每日 1 剂，2 ~ 3 次分服。清热降压，消积化痰。适应症：肝郁化火、风阳上扰型高血压。

松花蛋淡菜方

松花蛋 1 只，淡菜 30 克，调料适量。将淡菜泡发，洗净切末，加入松花蛋、调料拌匀食用。每晚 1 剂，连服 10 ~ 15 日。滋阴降火，解热除烦。适应症：高血压、耳鸣、眩晕。

• 头痛

春气者，诸病在头。头痛是春季易发疾病。

✿ 刀豆散

大刀豆适量。将大刀豆烧熟存性，研为细末，每次 3 克，每日 2～3 次，温黄酒送服。温中补肾。适应症：肾虚型头痛，症见头中空痛、眩晕、耳鸣耳聋、腰膝无力、遗精等。

✿ 龙眼壳大枣茶

龙眼壳、大枣各 50 克。将上两味水煎取汁，代茶饮用。每日 1 剂。益气和血，养荣清窍。适应症：气虚型头痛，症见头痛绵绵，过劳则甚，多于上午发作，伴体倦无力、食欲减退、畏寒少气等。

✿ 桑葚女贞子茶

桑葚子 30 克（鲜品 60 克），女贞子 20 克，冰糖 15 克。将上 3 味共捣碎，放入杯中，用沸水冲泡，代茶饮用。每日 1 剂。养血柔肝，养荣清窍。适应症：血虚型头痛，症见头痛如细筋牵引，伴唇面苍白、心悸、怔忡等。

✿ 三味橘皮茶

橘皮 15 克，山药、半夏各 10 克。将上 3 味制粗末，放入杯中，用沸水冲泡，代茶饮用。每日 1 剂。化痰运脾，降逆止痛。适应症：痰浊型头痛，症见头痛昏蒙、胸脘满闷、呕恶痰涎等。

✿ 防风葱菊茶

防风 15 克，葱白两根，菊花 10 克。将上 3 味水煎取汁，代茶饮用。每日 1 剂。疏风散寒，利窍止痛。适应症：风寒型头痛，症见头痛项强、发热恶寒、鼻塞流涕等。

• 支气管扩张

支气管扩张是因支气管或肺慢性炎症损害，造成支气管壁破坏，管腔扩张及变形而发病。春季乍暖乍寒，很容易引发支气管扩张。

✿ 海蜇胡萝卜茶

陈海蜇、胡萝卜各 200 克。将海蜇漂洗干净并切碎，胡萝卜洗净并切片，共置锅内，加水煎汤，代茶饮用。每日 1 剂。清热平喘，软坚散结，化滞下气。适应症：支气管扩张。

黄精汤

黄精 30 克，冰糖 50 克。将黄精用清水泡发，与冰糖共置锅内，煎煮 40 分钟，吃黄精喝汤。每日两剂。补脾润肺，止咳化痰。适应症：支气管扩张。

川贝雪梨炖猪肺

猪肺 60 克，雪梨两个，川贝 15 克，冰糖少许。将猪肺洗净并切块，雪梨去皮、核，切块，与川贝、冰糖共置砂锅内，加水炖熟服食。每日 1 剂。滋阴润肺，除热化痰。适应症：支气管扩张。

当令食物排行榜

食材	功效宜忌
荠菜	民间有"阳春三月三，荠菜当灵丹"的说法 和"三月三，荠菜煮鸡蛋"的习俗。荠菜花盛开之时，采花佩带可驱瘟祛疾。荠菜有降压功效且无毒性，所以有"血压草"之称，煎服或冲泡代茶饮有效。荠菜根、车前草各 50 克水煎服，对肾炎水肿有效。荠菜花 15 ～ 30 克，当归 10 克水煎服，可防治产后出血、尿血等。荠菜籽能明目。
榆钱	有健脾安神、清心降火、止咳化痰、清热利水、杀虫消肿之功效。多食榆钱可防治神经衰弱。
桂鱼	桂鱼能补气血，益脾胃，对久病虚弱者有滋补强壮作用。春天是桂鱼最为肥美的季节，古诗云"桃花落尽桂鱼肥"。

（续表）

食材	功效宜忌
芹菜	可分为水芹和旱芹两种。对高血压、血管硬化、神经衰弱、小儿软骨病等有辅助治疗作用。含有挥发性的芹菜油，具香味，能促进食欲。
菠萝	菠萝性平，味甘、涩；有清暑解渴、消食止泻的作用。

附：

清明起居宜忌

清明时节，由于气温不断回升，天气逐渐转暖，冬季落叶的树木开始长出绿叶，枯萎变黄的草地也返青变绿。

我国历代养生家认为，春天外出踏青赏柳，登高赏花，游山玩水，是非常有益的养生活动。因此，在空气清新宜人的清明时节，人们可以利用假日成群结队到野外踏青。尤其是老年人，在春暖花开的季节应当多到郊外活动。因为郊外远离各种污染源，空气中饱含人们称之为"空气维生素"的负离子。负离子通过人体呼吸进入肺部，作用于人体末梢感受器官，可对大脑神经系统起到良好的调节作用，促进细胞新陈代谢，使大脑清醒，精神振奋，心情舒畅。

谷雨

[食疗养生篇]

时令物语

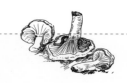

> 斗指辰为谷雨，言雨水生百谷也，
> 故名谷雨。

谷雨时节时值每年阳历 4 月 20 日前后，此时降雨对五谷生长有利，有雨生"五谷"之意。这是春季的最后一个节气。常言道"清明断雪，谷雨断霜"，此时我国大部分地区的平均气温都在 12℃以上，寒潮天气基本结束。谷雨节气三候为：

一候萍始生；

二候鸣鸠拂其羽；

三候戴胜降于桑。

此意是说，谷雨后降雨量增多，浮萍开始生长，接着布谷鸟便提醒人们要播种了，接下来桑树上可以见到戴胜鸟了。谷雨也为洛阳牡丹开花之时。

在江南，牡丹花俗称谷雨花，并有"谷雨三朝看牡丹"之谚。凡有花之处，皆有士女游观；也有在夜间垂幕悬灯，宴饮赏花者，号曰

"花会"。清顾禄《清嘉录》云："神祠别馆筑商人，谷雨看花局一新。不信相逢无国色，锦棚只护玉楼春。"

农谚云：

> 要得棉，谷雨前；
>
> 谷雨不种花，心头像蟹爬；
>
> 谷雨阴沉沉，立夏雨淋淋；
>
> 谷雨下雨，四十五日无干土。

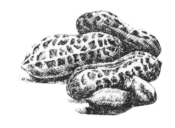

谷雨时节的南方地区，"杨花落尽子规啼"，柳絮飞落，杜鹃夜啼，牡丹吐蕊，樱桃红熟，自然景物告示人们：时至暮春了。谷雨时节，细雨绵绵，桃花绽放，所以有人称这时候的雨为桃花雨。池塘里的浮萍开始滋生，桑树也长出了翠绿的新叶，这时养蚕人家开始忙碌起来。长江以南地区，从丘陵到高山，处处可见汗流满面的茶农们在辛勤地采茶、制茶。正所谓"阳春三月试新茶"，谷雨采摘的新茶具有生津止渴、消暑清热、祛病延年的功效。

谷雨养生：适应季节变化，保持内外平衡

《素问·宝命全形论》云："人以天地之气生，四时之法成。"这是说人生于天地之间，自然界的变化必然会直接或间接地对人体的内环境产生影响，保持内、外环境的协调平衡是预防疾病的基础。谷雨节气降雨增多，空气湿度逐渐加大，早、晚温差仍较大，早出晚归的人更应避免染上病痛。

谷雨食疗：养肝明目

谷雨已值暮春，谷雨过后便意味着春天的结束。按照中医"春养肝"的观点，要抓紧最后的时机调养肝血。肝开窍于目，肝血不足，不能上注于目，则视物不清；肝气郁结化热，上扰头目则头晕目眩。此时食疗重在养肝明目。

谷雨进补食疗方

 熟地黄粥

熟地黄 30 克，粳米 40 克。先将熟地黄切成片，用纱布包好，放入砂锅内，加水 500 毫升左右，浸泡片刻，用火先煮，见药汁呈棕黄色，药香扑鼻时放入粳米慢慢烹煮。待米仁开花，药汁浸入米仁内形成粥糜时去掉药袋即成。每日早晨空腹温热服食 1 次，10 天为 1 疗程。养血滋阴。治心肝血虚所致之面色萎黄、头晕眼花、多梦健忘、手足麻木、经闭不行。平素胸闷痰多、腹胀苔腻者不宜服。煎煮本粥时可放少许金桔饼或陈皮末，既可调味，又可防其滋腻之弊。

猪肝粥

猪肝 100 ~ 150 克，粳米 100 克，细葱 3 根，生姜 3 片，食盐适量。将猪肝洗净，切成小块，与粳米同放入砂锅，加水 700 毫升左右，以文火煮粥；将细葱、生姜切碎，待猪肝熟透，粥稠将熟时，加入葱、姜、食盐搅匀，稍煮片刻即可。每日早、晚温热服食。补血，益肝，明目。治肝血亏虚所致之视物模糊、两目干涩、迎风流泪，以及贫血、慢性肝炎、夜盲症等证属肝血虚者。本粥需现煮现吃，不宜放置过久。

📚 山药芡实薏米粥

山药 30 克，芡实 15 克，薏米 30 克，粳米 200 克。将山药、芡实用纱布袋装好并扎紧口，将粳米、薏米与药袋同放入砂锅，加水适量，文火煮粥，待薏米熟烂、粥稠即成。每日早、晚温热服食。补脾益肾，止泻去浊。治脾气亏虚、肾气不固所致之大便稀溏不止、遗精白浊、带下量多、神疲食少、肢体困重等。

📚 鸡肝草决明蛋汤

鸡肝 50 克，草决明 10 克，鸡蛋 1 个，味精、精盐各适量。将鸡肝洗净切成片，草决明放入砂锅，加水适量，煎取药汁，以药汁为汤烧开后，下入鸡肝片，打入鸡蛋，加入味精、精盐调味即成。佐餐食用，适量。补血养肝，明目。治肝血亏虚所致之目暗昏花，以及夜盲症证属肝血虚者。

📚 当归杞子汤

鸡肉 250 克，制首乌 15 克，当归 15 克，枸杞子 15 克，味精、精盐各适量。将鸡肉洗干净，切成小块；制首乌、当归、枸杞子用纱布袋装好并扎紧口，与鸡块同放入砂锅，加水适量，先以武火烧开，后用文火慢炖，至鸡熟烂时除去药袋，加入味精、精盐调味即成。佐餐食用，适量。补益精血。治肝肾精血亏虚所致之形瘦体弱、面色萎黄、腰膝酸软、头晕眼花、视物模糊、须发早白、肢体麻木、月经量少色淡、爪甲枯脆等。

📚 鹌鹑枸杞汤

鹌鹑 1 只，枸杞子 50 克，精盐、味精各适量。将鹌鹑宰杀后去掉毛爪，剖开后除去内脏，冲洗干净并切成小块。将鹌鹑肉与枸杞子同放入砂锅，加水适量，以武火煮汤，待肉熟后加入精盐、味精调味即成，食肉、枸杞子，饮汤。佐餐食用，适量。补肝肾，强筋骨，明头目。治肝肾精血亏虚所致之腰膝酸软、筋骨瘘弱、不耐劳倦等。

📚 蒸猪肝夜明砂

新鲜猪肝 150 克，夜明砂 6 ~ 8 克。将猪肝洗干净，切成薄片，平放碟子上，放入夜明砂拌匀后再平铺开，隔水蒸熟食猪肝。佐餐食用，5 天为 1 疗程。补血养肝，明目。治肝血亏虚所致之夜盲症、头晕眼花、视物模糊等。

常见病谷雨调治法

谷雨节气是胃痛、胆囊炎、神经麻痹、三叉神经痛等疾病的多发时节。

• 胃痛

春季气候变化无常，如果此时身体不能适应这种变化，加之饮食不当，即可使脾胃受损，所以这一时节也是胃病的易发期。

佛手茶

鲜佛手 12 ~ 15 克。将佛手洗净切片，放入杯中，开水冲泡，代茶饮用。每日两剂。芳香理气，健胃止呕，止痛。适应症：肝胃气痛（包括慢性胃炎、胃神经痛等）。

大茴香酒

大茴香 9 克，黄酒适量。将大茴香加酒煎服。每日 1 ~ 2 剂。行气暖胃，调中止呕。适应症：胃气痛。

萝卜生姜汁

萝卜、生姜各适量（萝卜 10 份，生姜 1 份），食盐少许。将萝卜、生姜洗净，捣烂取汁，加食盐调匀，每服 150 毫升，每日 2 ~ 3 次。宽中下气，和胃止痛。适应症：胃脘部阵发剧痛、腹胀等。

老姜红糖膏

老姜、红糖各 60 克。将老姜洗净，捣烂取汁，隔水蒸沸，加入红糖，令溶即成。每日 1 剂，两次分服。温中散寒，和胃止痛。适应症：胃寒疼痛。

• 胆囊炎

胆囊炎常与胆石症合并存在，常因阻塞胆囊管，使胆汁排出不畅，继而发生细菌感染，形成胆囊炎。

蒲公英汤

鲜蒲公英 60 ~ 90 克，水煎服。每日 1 剂，连服 15 日为 1 个疗程。清热解毒，消肿散结。适应症：急性及亚急性胆囊炎、肋间痛、寒热、呕吐、便秘。

🌿 茵陈蒿玉米须汤

茵陈蒿、玉米须各30克。水煎服，每日1剂。清热利湿，消肿。适应症：胆囊炎、胆结石。

🌿 李子粥

李子120～150克，大米100克。将李子洗净，去核切块，加入将熟的大米粥内，再煮数沸即成。每日1剂。清肝涤热，生津利水。适应症：胆囊炎、肝硬化腹水等。

• 三叉神经痛

三叉神经痛是面部某处出现的阵发性、短暂性剧烈疼痛，多发生于面部一侧的额部、上颌或下颌。疼痛常突然发作，为闪电样、刀割样疼痛。

🌿 当归酒

当归50克，白酒500毫升。将当归浸入白酒内，密封储存，每日摇荡1次，15日即成。每服15～20毫升，每日两次。补血，活血，止痛。适应症：三叉神经痛。

🌿 核桃白糖酒

核桃仁5枚，白糖50克，黄酒50毫升。将核桃仁捣烂，与白糖、黄酒共置锅内，煎沸即成。每日1剂。两次分服。补肾强腰，健脑。适应症：三叉神经痛。

🌿 丹参粥

丹参30克，粳米50克。将丹参水煎取汁，兑入已煮熟的粳米粥内，再煮一二沸即成。每日1剂。活血祛瘀，止痛。适应症：三叉神经痛。

🌿 茄根防风桃仁汤

茄子根15克，防风、桃仁各12克。水煎服，每日1剂。行气活血，散风消肿。适应症：三叉神经痛。

• 面神经麻痹

面神经麻痹又叫面瘫，其表现为口眼㖞斜、言语不清、口角流涎等。现代医学认为该病是由于脑血管阻塞、面部血液循环不畅、患部神经传导失调所致。

🌿 鳝鱼血外用方

鳝鱼鲜血适量。将鳝鱼血涂于面部，左歪涂右颊，右歪涂左颊，每日2～3次。通血脉，祛风痹。适应症：颜面神经麻痹、口眼㖞斜。

🍃 千金子外用方

千金子 5 粒，米醋适量。将千金子研为细末，以米醋调匀，敷于患处。每日 1 ~ 2 次。逐水消肿，杀虫。适应症：面神经麻痹。

🍃 马钱子外用方

马钱子适量。将马钱子研为细末，加水调湿，摊于纱布上，敷于患侧。7 ~ 10 日换药 1 次，连续使用直至病愈。散血热，消肿止痛。适应症：面神经麻痹。

● 痈

痈是多个相邻的毛囊及其所属皮脂腺或汗腺的急性化脓性感染，或由多个疖融合而成。其致病菌为金黄色葡萄球菌。

🍃 番薯外用方

番薯（又名甘薯、白薯）适量。将番薯洗净、捣烂，敷于患处。每日 2 ~ 3 次。止血止痛，防腐消炎。适应症：痈疮溃烂、疼痛、出血。

🍃 赤小豆外用方

赤小豆、蜂蜜各适量。将赤小豆捣碎，研为细末，以蜂蜜调涂患部，干即更换。清热解毒，润燥消肿。适应症：痈肿、热疖。

🍃 绿豆汤

绿豆 150 ~ 200 克。将绿豆加水煮汤服用，每日 1 剂。清热解毒，利尿消肿。适应症：痈肿热毒、发热尿闭。

当令食物排行榜

食材	功效宜忌
西葫芦	中医认为西葫芦具有清热利尿、除烦止渴、润肺止咳、消肿散结功效，可辅助治疗水肿、腹胀、烦渴、疮毒、肾炎、肝硬化腹水等症。

（续表）

食材	功效宜忌
苋菜	苋菜富含铁、钙等矿物质，故适宜贫血、骨折之人食用。中医认为苋菜能清热利窍，滑胎助产，故适宜孕妇临产时食用；也适宜产后瘀血腹痛者食用。
蚕豆	蚕豆有健脾益胃、利尿止血的功效，主治脾胃虚弱、水肿、小便不利、吐血、胎漏等。
青鱼	上海有用青鱼肝制成的传统名肴"青鱼秃肺"，油而不腻，嫩如猪脑，有养肝明目、强身健体之功效。
枇杷	枇杷营养丰富，鲜果肉中含有苦杏仁甙，是抗癌的有效成分。另外，还含有一定量的有机酸，能够促进消化腺分泌，增进食欲，帮助消化，止渴解暑。枇杷的果实与叶片均有药用价值，而叶片的功效更为广泛。《本草纲目》载：枇杷叶，治肺胃之病，大都取其下气之功耳，气下则火降，而逆者不逆，呕者不呕，渴者不渴，咳者不咳矣。

附：

谷雨起居宜忌

谷雨气候逐渐变暖，人的皮肤松弛，毛孔放大，皮肤末梢血管的供血量增加，可导致中枢神经系统发生镇静、催眠样作用，使身体困乏，民间称之为"春困"，这是由于季节变化所引发的一种生理现象。此时调整好睡眠，对春季养生极为重要。人的起居作息应与日出日落相吻合。谷雨时节正值自然界万物复苏时，人们应该做到晚睡早起，在春光中舒展四肢，呼吸新鲜空气，以顺应春阳萌生的自然规律。

立夏

[食疗养生篇]

时令物语

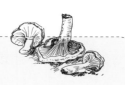

> 斗指东南，维为立夏，万物至此
> 皆长大，故名立夏也。

每年5月5日或6日为"立夏"节气。我国自古习惯以立夏作为夏季开始的日子，《月令七十二候集解》中说："立，建始也。"立夏节气三候为：

一候蝼蝈鸣；

二候蚯蚓出；

三候王瓜生。

这时节，阵阵蛙声预示着夏日的来临，蚯蚓也忙着帮农民们翻松泥土，乡间田埂的野菜也都彼此争相出土，日日攀长。

立夏时节，万物繁茂。这时夏收作物进入生长后期，水稻栽插以及其他春播作物的管理也进入大忙季节。所以，我国古来很重视立夏节气，农谚有"立夏看夏"之说。我国幅员辽阔，各地冷暖不同，入夏时间实际上并不一致。气候学上以5天平均气温高于22℃为夏季的标准。立夏前后，华南部分地区气温为 20℃左右，还处在"门外无人问落花，绿阴冉冉遍天涯"的暮春时节；而低海拔河谷地区早在 4 月中旬即感夏热，立夏时气温已达 24℃以上，可谓夏日炎炎了。

立夏养生：心气旺，养生重在护心

《素问·四气调神大论》曰："夏三月，此谓蕃秀；天地气交，万物华实。"夏三月指从立夏到立秋前，包括立夏、小满、芒种、夏至、小暑、大暑六个节气。立夏、小满在农历四月前后，称为孟夏（夏之初）。

我国古代医学理论认为，人和自然界是统一的整体，"人通天，心属夏"，夏天人体心气最旺，功能最强大，同时也需要更多的养护。在这个季节患病，中医并不主张轻易使用发汗的药剂，以避免汗多伤心；立夏节气，应当保持平和的心态，以免暴喜或暴怒伤及心阳。

立夏食疗：以养阴清热为主，忌油腻辛辣

立夏后天气渐热，心脏的工作强度日渐增大，所以立夏饮食应以顺"心"为主。宜适当多吃些具有祛暑益气、生津止渴、养阴清热作用的食物；长夏暑湿之气容易侵袭人体，使人出现倦怠乏力、食欲减退、嗜睡的苦夏之症，此时又宜吃些具有芳香开胃、健脾化湿作用的食物。立夏节气应少吃热性食物，多吃酸味、甜味的食物。酸甜的食物可以消暑，酸梅汤、凉粉、拌黄瓜、糖拌西红柿、绿豆粥等均属此类。在炎热的夏季，忌吃油腻、难以消化的食物，忌吃辛辣香燥食品；平素脾胃虚寒之人，即使在炎夏，也不可多食生冷性寒之物；妇女在月经

期间或产后期间，亦忌食生冷之品。夏季微生物十分活跃，含蛋白质或脂肪丰富的动物性食品，极易腐败变质。

夏日炎热，人体胃肠功能相对较弱。明代医学家李时珍曾指出，粥是夏季最佳饮品。如将绿豆、莲子、荷叶、芦根、扁豆等加入粳米中一同煮粥食用，可起到健胃、消暑的作用。清晨可食葱头少许，晚饭宜饮红酒少量，以畅通气血。膳食应以低脂、低盐、多维生素、清淡为原则。

立夏进补食疗方

党参粥

党参 10 ～ 15 克，粳米 100 克，红糖适量。先将党参切碎，用温水浸泡两小时，与粳米同放入砂锅内，加水煮成稀粥，以参烂粥稠且表面有粥油为度，再加入红糖。每日早、晚温热顿服。补中益气，养血生津。治脾胃气虚所致之倦怠乏力、食少便溏、食后腹胀；治肺气虚所致之气短喘促、自汗外感；气血亏虚所致之面色无华、头晕眼花、贫血及内脏下垂、慢性胃炎、慢性肝炎、白细胞减少、低血压等证属脾胃气虚者。服粥期间不宜食用藜芦及五灵脂。

赤小豆粥

赤小豆 30 ～ 50 克，粳米 50 克，白砂糖适量。先将赤小豆用温水浸泡 2 ～ 3 小时，捞出放入砂锅内，加水 500 毫升左右，以武火先将赤小豆煮烂，再放入粳米，改以文火慢慢熬粥，待粥将熟时加入白糖，稍煮片刻即可。每日早、晚温热顿服。健脾胃，利小便，消水肿，通乳汁。治老年性肥胖、心源性水肿、慢性肾炎水肿、肝硬化腹水、脚气病浮肿、营养不良性水肿、大便稀薄、小便不利以及产后乳汁不通等。

天门冬粥

天门冬 15～20 克，粳米 50 克，冰糖适量。先将天门冬加水煎取浓汁后去渣，将药汁与粳米同放入砂锅，再加水适量，以文火煮粥，待粥将熟时加入冰糖稍煮片刻即可。每日早、晚温热服食。外感风寒所致咳嗽及脾胃虚寒之腹泻者，均不宜服。滋阴清热，润燥生津。治肺肾阴虚所致之午后低热、手足心热、心烦失眠、夜间盗汗、干咳少痰、痰中带血、咽喉干痒、口渴便秘及糖尿病、肺结核、慢性咽喉炎等证属阴津亏虚者。

枸杞肉丝

枸杞子 50 克，瘦猪肉 400 克，熟青笋 100 克，料酒、酱油、猪油、麻油、白砂糖、味精、精盐各适量。将枸杞子清洗干净待用。猪肉去除筋膜，切成丝；熟青笋切成同样长的细丝。将炒锅烧热，放入猪油，将肉丝、笋丝同时下锅，烹入料酒，加入白砂糖、酱油、味精、精盐搅拌均匀，放枸杞略炒，淋上麻油拌匀，起锅即成。佐餐食用。补血滋阴，抗衰益寿。治阴血亏虚所致之形瘦体弱、神疲乏力、腰膝酸软、心悸心慌、头目眩晕、视物模糊、失眠健忘，以及贫血、性功能低下、神经衰弱等证属阴血亏虚者。

莲子猪肚

猪肚 1 个，莲子肉 50 克，香油、精盐、生姜、葱、蒜各适量。先将猪肚洗干净，莲子用水泡发，放入猪肚内，用线缝合。将猪肚放入锅内，加清水炖熟；后捞出晾凉，将猪肚切成细丝，同莲子放入盘中。将香油、精盐、生姜、葱、蒜与猪肚丝拌匀即成。佐餐食用，适量。益气补虚，健脾益胃。治脾胃气虚所致之不思饮食、口淡乏味、气短形瘦、四肢无力、消化不良、食后脘腹饱胀、便溏、水肿、腹水，以及慢性胃炎、胃及十二指肠溃疡、慢性肝炎等证属脾胃气虚者。

玄参炖猪肝

玄参 15 克，鲜猪肝 500 克，菜油、酱油、生姜、细葱、白砂糖、料酒、湿淀粉各适量。将猪肝洗干净，与玄参同时放入锅内，加水适量，炖煮约 1 小时后捞出猪肝，切成小片备用。炒锅内放入菜油，投入洗净并切碎的姜、葱稍炒，再放入猪肝片。将酱油、白砂糖、料酒混合，加汤适量，以湿淀粉收取透明汤汁，倒入猪肝片中，搅拌均匀即成。佐餐食用，适量。滋阴，养血明目。治肝阴亏虚所致之两目干涩、迎风流泪、头晕眼花、视物模糊、夜盲症，以及慢性肝炎证属肝血虚者。

🍎 荷叶荔枝鸭

鸭子1只，荔枝250克，瘦猪肉100克，熟火腿25克，鲜荷花1朵，料酒、细葱、生姜、味精、精盐、清汤各适量。将鸭子宰杀后除尽毛，剁去嘴、脚爪，从背部剖开，清除内脏，放入沸水锅中氽一下，捞出洗干净。荷花洗净，掰下花瓣叠好，剪齐两端，放开水中氽一下捞出；荔枝洗净并切成两半，去掉壳和核；将火腿切成丁，猪肉洗净并切成小块；生姜、细葱洗净并切碎。取蒸盆一个，依次放入火腿、猪肉、鸭、葱、姜、味精、精盐、料酒，再加入适量开水，上笼蒸至烂熟，去掉姜、葱，撇去汤中油沫，再加入荔枝肉、荷花、清汤，稍蒸片刻即成。佐餐食用，适量。滋阴养血，益气健脾，利水消肿。治阴血亏虚或气阴两虚所致之神疲气短、形体消瘦、烦热口渴、骨蒸劳热、午后低热、不思饮食、消化不良、干呕呃逆、干咳少痰、小便不利、肢体浮肿、贫血等。

🍎 鲫鱼黄芪汤

鲜鲫鱼200克，黄芪20克，炒枳壳12克，生姜、细葱、味精、精盐各适量。将鲫鱼剖除内脏，抠去腮，洗干净；黄芪切片，与枳壳一起用纱布袋装好，扎紧口；生姜、细葱洗净并切碎。药袋入锅，加水适量，煮约半小时，再下鲫鱼同煮，待鱼熟后捞去药袋，加入姜、葱、精盐、味精调味即成。佐餐食用，适量。补中益气，升举内脏。治脾胃气虚所致之神疲气短、少气懒言、食欲减退、腹胀气坠，以及脱肛、子宫下垂、胃下垂等证属脾胃气虚下陷者。

🍎 沙参百合鸭汤

北沙参30克，百合30克，肥鸭肉150克，精盐、味精各适量。先将鸭肉洗干净，切成小块；百合洗干净。将鸭肉与百合、沙参同放入砂锅，加水适量，文火慢炖，待鸭肉熟后加入少许精盐、味精调味，饮汤食肉。佐餐食用，适量。滋阴清热，润肺止咳。治肺阴亏虚所致之干咳不止、咳剧咯血、心烦欲饮、口咽干燥、神疲气短、舌红少津、午后低热等。

常见病立夏调治法

立夏之季，风多雨少，气候干燥，人体水分容易大量丢失，再加上天气变化无常，易使人体生理机能失调，引发一些疾病。

● 肾炎

肾炎多为链球菌感染而引起。在我国北方，大部分急性肾炎都发生在冬、春两季。而在南方，大部分急性肾炎多发生在夏季。

✑ 赤豆冬瓜汤

赤小豆 60 ~ 90 克，冬瓜肉 300 克。水煎服，每日 1 剂。清热解毒，利尿消肿。适应症：急性肾炎之头痛发热、咽喉肿痛、咳嗽气促、口渴喜饮、浮肿尿少等。

✑ 车前叶粥

鲜车前叶 30 ~ 60 克，葱白 1 根，粳米 100 克。将车前叶、葱白洗净并切碎，加水煎汤、去渣，加入粳米煮粥。每日 1 剂，连服 7 日。疏风，清热，利水。适应症：急性肾炎之发热咽痛、眼睑浮肿、腰痛乏力、小便黄少等。

✑ 干姜茶

干姜末 3 克，绿茶 6 克。将上两味放入杯中，沸水冲泡，代茶饮用。每日两剂。健脾，通阳，利水。适应症：急性肾炎之全身水肿、身体困重、胸闷纳呆、痞满不饥等。

✑ 黄芪鲫鱼汤

鲫鱼 1 条（250 克），黄芪 7 克。按常法加水炖熟，吃鱼喝汤。每日 1 剂。益气补肾。适应症：慢性肾炎之面浮肢肿、面色萎黄、少气乏力、感冒、腰脊酸痛等。

✑ 决明茶

决明子 30 克。将决明子放入杯内，沸水冲泡，代茶饮用。每日 1 剂。清肝养阴。适应症：肝肾阴虚、肝阳上亢型慢性肾炎。

● 肝硬化

肝硬化是由一种或多种病因长期、反复作用而引起的肝脏弥漫性损害。临床上早期可无明显症状；后期以肝功能损害和门脉高压为主要表现，常出现消化道出血、肝性脑病、继发感染、癌变等严重并发症。

姜枣茵陈汤

大枣6枚，干姜5克，茵陈12克，红糖50克。水煎服，每日两剂，连服15～20日。清热利湿，养血护肝，退黄消炎。适应症：肝硬化、黄疸型肝炎。

赤豆鲤鱼汤

赤小豆120克，鲤鱼1条（400克），调料适量。按常法煮汤服食。每日1剂。清热解毒，补中益气，利水消肿。适应症：肝硬化腹水。

淡竹叶赤豆粥

淡竹叶、糯米各100克，赤小豆50克。将淡竹叶水煎15分钟去渣，加入洗净的糯米、赤小豆煮粥服食。每日1剂。清热解毒，益气凉血，利水消肿。适应症：肝硬化腹水、脚气水肿等。

● 尿路感染

本病是由淋球菌感染而引起的尿道与生殖道黏膜炎症。临床以发热畏寒、腰部酸痛、尿频尿急、尿道刺激痛、脓尿和菌尿为主要表现。由于女性尿道短而宽，与阴道邻近，故本病多见于妇女及女婴。如急性期未能彻底控制，易转为慢性而反复发病。

鹅肠菜汤

鹅肠菜90克（干品30克）。水煎服，每日1剂，两次分服。清热解毒，利尿。适应症：急性尿路感染。

向日葵茎汤

向日葵茎连白髓15～30克。将向日葵茎洗净切碎，加水煎二三沸（不要多煎），取汤饮服。每日1剂，两次分服。清热利湿，止血淋。适应症：小便淋痛（包括尿路感染、尿路结石）等。

双汁饮

甘蔗汁、生藕汁各100毫升。将上两味混匀，分两次服下。每日1剂。清热凉血，利湿通淋。适应症：下焦湿热以及膀胱蕴毒型尿路感染，症见尿急、尿频、尿痛、腹胀、恶心或呕吐、食纳不佳、身体困重、口渴不思饮、午后低热、尿浑色黄等。

● 闭经

闭经是妇科常见病。由于立夏时节气候多变，可引发月经失调、闭经等症。

🍃 山楂汤

生山楂肉 30 克，红糖适量。水煎服。每日 1 剂，连服 5 ～ 7 剂。破气行瘀，消积化滞。适应症：气滞血瘀型闭经。

🍃 二子红花茶

枸杞子 30 克，女贞子 24 克，红花 10 克。将上 3 味放入茶壶中，用沸水冲泡，代茶饮用。每日 1 剂。补肾益肝，活血通经。适应症：肝肾阴亏型闭经。

● 流行性结膜炎

流行性结膜炎就是我们常说的红眼病。这是一种传染性极强的眼病，春、夏交替时节最为流行，通过接触传染。

🍃 蒲公英汤

鲜蒲公英 30 ～ 60 克。将蒲公英洗净，加水煎汤饮服，同时用少许药汁洗眼，每日 3 次。清热解毒，消肿散结。适应症：热毒型结膜炎，症见眼赤目肿、灼热羞明等。

🍃 荸荠汁

鲜荸荠适量，食盐少许。将荸荠洗净，去皮捣烂，绞取其汁，加入食盐调匀，涂洗眼部。每日 2 ～ 3 次。清热解毒，消肿。适应症：热毒型结膜炎。

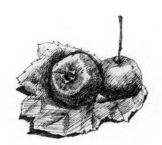

当令食物排行榜

食材	功效宜忌
大蒜	我国使用大蒜防病治病的历史悠久。三国时名医华佗用大蒜治蛔虫病。中医认为，大蒜味辛、性热，辛而散气，热能助火，过量食用对身体不利。
莴苣	莴苣茎肥似笋，营养丰富，鲜嫩味美，以调料凉拌或配肉类炒食均宜，还可腌制成酱菜或泡菜。生食味如瓜果，爽脆甘润，生津消暑。莴苣需茎叶同食，方可全面吸收其营养。
茄子	茄子具有散血止痛、利尿宽肠之功效。茄子性寒凉，夏季食用有助于清热解暑。
草菇	草菇因喜生于腐烂的稻草上而得名，又因干草菇馨香馥郁，其味若兰，又叫兰花菇。有清热解暑、补益气血和降压功效。
鸭蛋	鸭蛋的营养成分与鸡蛋相似，更适合老年人食用。中医认为鸭蛋可补心清肺。用百沸汤冲食可清肺火；咸鸭蛋能解暑，利小便，实大肠，治痢止泻；松花蛋可泻肺热，醒酒，去大肠火。
章鱼	章鱼为高脂肪、高蛋白食品。有养血益气、收敛生肌之功。其所含牛磺酸是一种游离氨基酸，可降低胆固醇，降血压，还可治疗夜盲症。

（续表）

食材	功效宜忌
草莓	有生津养胃的作用，饭前食用可刺激胃液分泌，促进消化，适用于食欲减退、餐后腹胀等病症。
樱桃	既可防治缺铁性贫血，又可增强体质，健脑益智。此外，樱桃还能美容养颜，常用樱桃汁涂擦面部及皱纹处，能去皱消斑，使皮肤白嫩。

小满

小满

食疗养生篇

时令物语

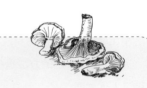

> 斗指甲为小满，万物长于此少得盈满，麦至此方小满而未全熟，故名也。

小满时值阳历 5 月 21 日前后。从小满开始，小麦等夏收作物已经结果，籽粒饱满，但尚未成熟，所以叫小满。小满有"大落大满，小落小满"之谚语。"落"是下雨的意思，雨水愈丰沛，将来愈是大丰收。小满节气三候为：

一候苦菜秀；

二候靡草死；

三候麦秋至。

小满节气，苦菜已经枝叶繁盛，可以采食了；接下来，一些喜阴的枝条细软的草类在强烈的阳光下开始枯萎；然后就到了麦子成熟、可以收割的时候了。

小满养生：扶正祛邪，未病先防

中医认为，疾病的产生与正气和邪气有关。邪气是导致疾病的条件，但是人体正气不足才是发病的内在原因。因此，养生保健应该从增强机体正气和防止邪气入侵两方面入手，即所谓扶正祛邪。

小满节气正值 5 月下旬，气温明显升高，如果睡觉时贪图一时凉快很容易引发风湿病和皮肤病。

此节气应注意外调。保持皮肤清洁干爽，有条件者可以经常进行药浴和花草浴。

另外，避免春困的方法是多进行户外活动，吸收大自然的清阳之气，以满足人体需要。

小满食疗：清热利湿

时至夏日，饮食切忌过于温热而损伤阴津，也不宜过于寒凉，反使暑热内伏，不能透发。宜食用清热利湿之品，如赤小豆、薏米、绿豆、冬瓜、丝瓜、黄瓜、黄花菜、水芹、荸荠、黑木耳、藕、胡萝卜、西红柿、西瓜等；忌食高粱厚味以及甘肥滋腻、生湿助湿的食物，如动物脂肪、油煎熏烤之物、茴香、桂皮等。

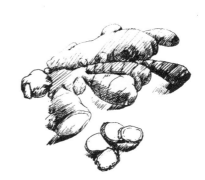

小满进补食疗方

鳝鱼粥

鳝鱼 200 克，薏米 30 克，山药 30 克，生姜 3 片，食盐适量。先将鳝鱼剖除内脏，洗净切段，然后与薏米、山药同放入砂锅，加水适量，以武火煮沸后改用文火慢熬。将生姜切碎，待鳝鱼熟烂、粥将成时加入姜、食盐，搅匀后稍煮片刻即可。每日早、晚趁热服食。益气健脾，祛湿利水。治脾胃气虚所致之食欲减退、神疲气短、肠鸣腹泻、小便不利、肢体浮肿、白带量多等。

牛肚薏米粥

牛肚 100 ~ 150 克，薏米 100 克，食盐适量。先将牛肚洗干净，切成细块，与薏米同放入砂锅，加水适量，以文火煮粥，待牛肚熟烂、粥将熟时加入少量食盐，搅匀后稍煮片刻即可。每日早、晚温热服食。益气，健脾，祛湿。治脾胃气虚所致之食欲减退、神疲乏力、便溏腹泻、小便不利、肢体浮肿、白带量多，以及慢性胃炎、慢性肠炎、慢性肝炎等证属脾胃气虚者。

栗肉山药粥

板栗肉 30 克，山药 15 ~ 30 克，茯苓 12 克，炒扁豆 10 克，莲子肉 10 克，大枣 5 枚，粳米 100 克，白砂糖适量。将板栗肉、山药、茯苓、扁豆、莲子肉、大枣用清水洗干净，与粳米同放入砂锅，加水适量，以文火慢熬成粥，待粥将熟时加入白糖，搅匀后稍煮片刻即可。每日早、晚温热服食。益气健脾，祛湿止泻。治脾胃气虚、水湿内停所致之食欲减退、神疲气短、腹胀水泻、小便不利、慢性水肿、白带量多、小儿疳积等。肛门灼热、带下色黄、湿热泄泻者均不宜服。

芡实炖老鸭

芡实 50 克，老鸭 1 只，料酒、生姜、细葱、味精、精盐各适量。将鸭子宰杀后去净毛，剁去嘴、脚爪，剖除内脏，冲洗干净，生姜、细葱洗净切碎。将芡实洗净后放入鸭腹内，置鸭于砂锅里，加水适量，放入姜、葱、料酒，以武火烧开后改用文火熬炖至鸭肉熟烂，调入味精、精盐即成。佐餐食用，适量。养阴益气，健脾补肾。治脾胃气阴亏虚所致之形体消瘦、神疲气短、烦热消渴、久泻不止、肢体浮肿，以及肾气不固所致之梦遗滑精、小便失禁等。

银蹄汤

银柴胡 30 克，猪蹄 1 只，味精、精盐各适量。将猪蹄去净残毛，刮洗干净，剁成小块；银柴胡洗净，用纱布袋装好并扎紧口，与猪蹄同放入砂锅，加水适量，先以武火烧开，后用文火慢炖至猪蹄烂熟，捞出药袋，加入精盐、味精调味即成，食肉喝汤。养阴、退热、止痒。治荨麻疹、风疹、皮肤瘙痒证属阴虚内热者。

延寿酒

黄精 60 克，天门冬 50 克，松叶 20 克，枸杞 50 克，苍术 15 克，白酒 2.5 千克。将黄精、天门冬、苍术切成小方块，松叶切成小节，枸杞除去杂质，共装入酒瓶内。将白酒注入瓶内并摇匀，放置阴凉处。常晃动，7 ~ 10 天后即可取汁饮用。每日早、晚各饮 10 ~ 20 毫升。滋阴血，强筋骨，祛风湿。治阴血亏虚所致之腰膝酸软、头晕眼花、面色不华、心悸心烦、失眠多梦、遗精早泄、形瘦体弱、须发早白、四肢麻木、筋骨酸痛、关节痹痛等。中老年阴血亏损者常服可延年益寿，感冒期间不宜服。

菊花茶

白菊花 10 ~ 15 克。将菊花洗干净，开水冲泡，代茶频饮。平肝明目，清热疏风。治高血压所致之眩晕、头痛、耳鸣等。

常见病小满调治法

由于此节气多雨潮湿，起居不当易引发疟疾、风湿性关节炎、荨麻疹等病症；对糖尿病也应进行防治。

• 疟疾

夏天蚊虫猖獗，蚊子不仅吸食人血，而且还会传染疟疾、乙型脑炎等疾病。

桃叶大蒜方

鲜桃叶 3 ~ 5 片，生大蒜半瓣。将桃叶、大蒜共捣烂，以纱布包裹，于疟疾发作前 2 ~ 3 小时塞入鼻内，或左或右。止疟。适应症：间日疟。

阳桃汁

鲜阳桃果 5 个。将阳桃果洗净切碎，捣烂取汁，以温水调服。每日 1 剂。生津止渴，下气和中。适应症：疟母（久疟后脾脏肿大）。

油菜籽散

油菜籽 15 克。将油菜籽捣碎研末，于疟疾发作前两小时用温开水送服，连服 3 日。破气行血，消肿散结。适应症：疟疾。

• 糖尿病

糖尿病本身并不可怕，可怕的是其并发症。在夏季，可本着冬病夏治的原则对糖尿病进行调治。

菠菜根汤

鲜菠菜根 60 ~ 120 克，干鸡内金 15 克。水煎服。每日 1 剂，2 ~ 3 次分服。敛阴润燥，止渴。适应症：糖尿病、消渴症之饮水无度。

豌豆方

豌豆适量。每日取适量豌豆煮食，长期坚持可见疗效。和中生津，止渴下气。适应症：糖尿病。

田螺水

田螺数百只。将田螺养于清水中，吐出泥污，换置清水中浸一夜，取其水煮沸，每日饮其水，或煮熟饮汁亦可。清热利水，除烦止渴。适应症：糖尿病饮水无度。

茶鲫鱼

鲫鱼 500 克，绿茶适量。将鲫鱼剖杀，去鳃及内脏，留鳞洗净，鱼腹内填满绿茶，上笼蒸熟，不加任何调料淡食。每日 1 剂。健脾益气，清热利尿。适应症：糖尿病饮水无度。

• 风湿性关节炎

风湿性关节炎是一种与溶血性链球菌感染有关的变态反应性疾病。它是风湿热的主要表现之一，以成人为多见，受累部位以大关节为主。夏季湿热是此病多发的主要原因。

🍃 芝麻叶汤

芝麻叶30克。水煎服。每日1剂，常服可预防该病复发。祛风利湿。适应症：慢性风湿性关节炎、关节疼痛。

🍃 薏米根茶

薏米根30～60克。将薏米根洗净，加水煎汤，代茶饮用。每日1剂。清热利湿。适应症：风湿性关节炎。

🍃 稀莶草茶

稀莶草9～15克。将上药制为粗末，放入杯内，用沸水冲泡，代茶饮用。每日1剂。祛风除湿，利关节，强筋骨。适应症：风湿性关节炎、高血压、头痛。

🍃 柳枝茶

鲜柳枝30克，茶叶5克。将柳枝洗净切碎，与茶叶共置杯内，用沸水冲泡，代茶饮用。每日1剂。祛风利湿，消肿止痛。适应症：风湿性关节炎。

• 小儿消化不良

小儿消化不良是婴幼儿夏季常见的消化道疾病，主要症状为拉绿色粪便，常伴有发热、腹胀、呕吐、哭闹等。

🍃 小米山药糊

小米、山药等量，白糖适量。将小米、山药研为细末，混匀，每取30～50克，加水煮糊，调入白糖哺喂，每日1～2次。健脾益胃。适应症：小儿消化不良、腹泻。

🍃 山楂麦芽汤

山楂、炒麦芽各9克。水煎服。每日1剂，两次分服。和中健胃，消积化滞。适应症：小儿消化不良。

🍃 山楂橘皮汤

山楂、橘皮各10克，生姜3片。水煎服。每日1剂，两次分服。健脾理气，消积化滞。适应症：小儿消化不良。

鸡内金饼

鸡内金两个，面粉100克，白糖适量。将鸡内金焙干，研为细末，加面粉、白糖及清水调匀，制成薄饼，烙熟后食用。每日1剂。补脾健胃，消积化瘀。适应症：小儿消化不良、食欲减退。

● 荨麻疹

荨麻疹是由于皮肤黏膜小血管扩张及渗透性增加而出现的一种局限性水肿反应。其特点是皮肤出现白色或红色风团，时隐时现，瘙痒无度，消退后不留痕迹。夏季是皮肤病多发季。

红花乌梅酒

红花、乌梅、山楂各100克，黄酒500毫升。将前3味共制粗末，浸入黄酒内，密封贮存，每日摇荡1次，10日后即成。每取药酒10毫升，加入开水10毫升及红糖适量，调匀服用。每日2～3次。活血化瘀，消食和中。适应症：气滞血瘀型荨麻疹，症见皮疹反复发作，风团色红或紫，消退较慢等。

荔枝粥

荔枝干15枚，粳米100克，红糖适量。按常法煮粥食用。每日1剂。补脾益肝，养血活血。适应症：气血两虚型荨麻疹，症见风团反复发作，迁延数日，甚则数年，每遇劳累即发等。

冬瓜皮茶

冬瓜皮100～150克。将冬瓜皮洗净切碎，水煎取汁，代茶饮用。每日1剂。清热利水，渗湿消肿。适应症：巨大荨麻疹。

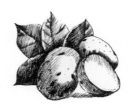

当令食物排行榜

食材	功效宜忌
黄瓜	清热止渴，利水解毒。主治热病烦渴、小便不利、水肿、咽喉肿痛等。用鲜黄瓜汁涂搽皮肤，可润肤去皱。
苦菜	有良好的药用价值，民谚赞曰："苦菜花香，常吃身体硬梆梆；苦菜叶苦，常吃好比人参补。"
鲍鱼	鲍鱼具有清热滋阴、明目益精、补肝肾、行痹通络之功效。对干咳无痰、手足心热、更年期综合征、肿瘤等疾病有辅助治疗作用。
芒果	中医认为，芒果有生津止渴、益胃止呕、治晕之功效。古时，漂洋过海者常随身携带芒果，以解晕船之症。芒果皮也可入药，可降血脂。慢性咽喉炎、音哑者可用芒果煎水，代茶饮用。
桃	桃有生津润肠、活血消积之功效。主治老年体虚、肠燥便秘、妇女瘀血痛经及闭经等。

附：

小满起居宜忌

　　此时应当顺应夏季阴消阳长的规律，锻炼者应当早起晚睡。锻炼项目以散步、慢跑、打太极拳等为宜。根据"春夏养阳"的原则，不宜进行剧烈运动，因为剧烈运动可致大汗淋漓，不但伤阴，也伤阳气，应当以微汗为度。而且夏季锻炼，由于气候炎热，人体出汗较多，衣服常常湿透，有些年轻人自恃体格健壮，常懒于更换汗衣，而是以体温烘干。这样天长日久，极易引起风湿、关节炎等疾病。所以，夏季锻炼后宜及时更衣。

另外要安排适当的午睡时间，以弥补夜晚的睡眠不足。不要在午饭后立即入睡，以防饭食停滞而导致疾病。再者，中医认为夏季养生宜自制药枕。可取生大黄、黄芩、荷叶、藿香各等份当枕芯。夏日人体内湿热常聚，往往让人疲惫不堪，选用上述清热、除湿的中药为药枕芯，可在一定程度上起到消暑除湿的作用。此药枕对体胖属痰湿体质者最为适宜。

小满之后天气渐热，有许多人有洗冷水澡的习惯。现代医学研究证明，冷水浴不失为一种简便有效的健身方法。冷水浴利用低于体表温度的冷水对人体进行刺激，从而促进机体新陈代谢，提高免疫力。进行冷水浴锻炼的人，其淋巴细胞数量明显多于不进行冷水浴锻炼的人。另外，冷水可以刺激身体产生更多的热量来抵御寒冷，并因此消耗体内的热量，燃烧体内多余脂肪，从而使人健美。冷水澡虽好，却不是每个人都适合，如体质弱者或患有高血压、关节炎者就不宜洗冷水澡。没有必要的安全防护最好不要洗冷水澡。例如，有慢性疾病者应当在疾病缓解后，征得医生的同意才能洗冷水澡，洗澡时最好能随身带上一些应急药品。

芒种

食疗养生篇

时令物语

> 斗指巳为芒种，此时可种有芒之谷，过此即失效，故名芒种也。

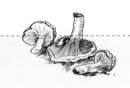

芒种节气，时值每年阳历6月6日前后。《月令七十二候集解》云："五月节，谓有芒之种谷可稼种矣。"此时大麦、小麦等有芒作物种子已经成熟，抢收十分急迫。晚谷、黍、稷等夏播作物也正值播种最忙的季节，故又称"芒种"。

芒种是一个反映农业物候现象的节气。时至芒种，南方地区麦收季节已经过去，大部分地区的中稻进入返青阶段，秧苗嫩绿，一派生机。"东风染尽三千顷，白鹭飞来无处停"的诗句，生动地描绘了这时田野的秀丽景色。

芒种节气三候为：

一候螳螂生；

二候鹏始鸣；

三候反舌无声。

意即在此节气中，螳螂去年产的卵已破壳生出小螳螂，接着喜阴的伯劳鸟开始在枝头出现，并且感阴而鸣；与此相反，反舌鸟却停止了鸣叫。

我国地域辽阔，同一节气的气候特征也有差异。我国中部的长江中下游地区此时雨量增多，气温升高，进入阴雨连绵的梅雨季节，天气异常湿热，衣物、器具极易发霉。所以，长江中下游地区的人们把这种天气叫"黄梅天"。宋人范成大的《芒种后积雨骤冷》诗云："梅霖倾泻九河翻，百渎交流海面宽。良苦吴农田下湿，年年披絮播秧寒。"此诗描绘出阴雨连绵不止，河满沟平，农夫冒着寒冷，身披棉絮播秧忙的画面。芒种时节，水稻、棉花等农作物生长旺盛，需水量多，适中的梅雨对农业生产十分有利；梅雨过迟或梅雨过少，甚至"空梅"的年份作物会受到干旱的威胁。但若梅雨过早，雨日过多，长期阴雨寡照，对农业生产也有不良影响。梅雨季节要持续一个月左右，梅雨的多少对禾谷的丰收有着重要意义，所以梅雨很受老百姓的重视。

芒种养生：增强体质，防晒防湿

我国的端午节多在芒种日的前后，民间有"未食端午粽，破裘不可送"的说法。此话告诉人们，端午节没过，御寒的衣服不要脱去，以免受寒。我国江西省有谚语云："芒种夏至天，走路要人牵，牵的要人拉，拉的要人推。"夏季气温升高，空气湿度增加，使人感到四肢乏力。因此，在芒种节气里不但要注意雨期的防潮，更要注意增强体质，避免中暑、腮腺炎、水痘等疾病的发生。

芒种食疗：饮食清淡

夏三月的饮食宜清补。从营养学角度看，饮食清淡在养生中有不可替代的作用。蔬菜、瓜果可为人体提供必需的维生素C。维生素C有提高人体免疫力、预防动脉硬化、抗衰老的作用。而蔬菜、瓜果中富含的纤维素对保持大便通畅、减少毒素吸收以及预防直肠癌的发生都是至关重要的。

芒种进补食疗方

蚕豆粥

陈蚕豆30 ~ 50克，粳米100克。先将陈蚕豆磨为细粉备用；粳米放入砂锅，加水800毫升左右，以文火先煮粥，待粥将熟时将蚕豆粉撒入粥内搅匀，稍煮片刻即可。每日早、晚温热顿服。健脾胃，消水肿，降血脂。治脾胃气虚所致之食欲减退、腹胀腹泻、消化不良、贫血性水肿、慢性肾炎水肿、高血压、高血脂等。不宜选用新鲜蚕豆。

白扁豆粥

炒白扁豆20克，粳米60克，红糖适量。先将扁豆用温水浸泡一宿，与粳米同放入砂锅，加水以文火煮至粥稠味香，停火紧焖5 ~ 7分钟，后放入红糖。每日早、晚温热服食。益气健脾，清暑止泻。治脾胃气虚所致之食欲减退、呃逆呕吐、慢性久泻、妇女赤白带下等。

皮蛋蚝豉粥

皮蛋两个，蚝豉50克，粳米100克，精盐适量。先将粳米洗干净，与蚝豉同放入砂锅，加水适量煮粥。将皮蛋去壳，切成小块，待粥将熟时放入皮蛋，加入少许精盐，搅拌均匀，再稍煮片刻即成。每日早、晚温热服食。滋阴清热。治阴虚内热所致之咽喉干痛、心烦失眠以及神经衰弱、淋巴结核、肺结核等证属阴虚内热者。蚝豉即牡蛎肉的干制品。

莲子芡实荷叶粥

莲子肉 60 克，芡实 60 克，糯米 50 克，鲜荷叶 1 张，冰糖适量。先将荷叶洗净切细，以水煎取浓汁约 150 毫升，去渣后与莲子肉、芡实同放入砂锅，再加水适量，以文火煮，待粥将熟时加入冰糖搅匀，稍煮片刻即可。益气健脾止泻，补肾固精止带，养心安神。每日早、晚温热服食。治脾胃气虚所致之形瘦乏力、食欲减退、食后饱胀、久泻久痢、头晕头胀、皮肤紫癜、牙龈衄血、便血尿血以及肾气亏虚、下元不固所致之遗精遗尿、小便频数、白带量多、男子尿浊等。感冒及发热期间，小便不利、大便秘结者均不宜服；若无鲜荷叶，亦可用干荷叶研末，每取 20 克，待粥将熟时与冰糖一起调入。

冬瓜薏米汤

冬瓜 500 克，薏米 100 克。冬瓜洗净切块，与薏米同煮。饮汤食瓜和薏米。健脾止泻，利水渗湿，祛湿除痹，清热排脓。适用于脾失健运、水湿内停之水肿、脚气病，膀胱湿热之小便短赤、泄泻，湿阻经络之四肢拘急、风湿痹痛，湿热壅滞之肺痈、肠痈等症。津液不足者慎用；因薏米有收缩子宫的作用，故孕妇忌用。

野鸭花生冬瓜皮汤

鸭肉 250 克，花生米 50 克，冬瓜皮 100 克。精盐、味精各适量。先将鸭肉洗干净，切成小块；冬瓜皮洗干净。将鸭肉与花生米、冬瓜皮同放入砂锅，加水适量炖烂，待鸭肉、花生米熟烂后加入少许精盐、味精调味即成。食肉饮汤，适量。补气养阴，利水消肿。治气阴两虚所致之神疲乏力、肢体浮肿、小便不利、面色黄胖、食欲减退、腹胀身困以及营养不良性水肿证属气阴亏虚者。

甲鱼补肾汤

甲鱼 1 只（约 1000 克），枸杞子 30 克，淮山药 30 克，熟地黄 15 克，女贞子 15 克，味精、精盐各适量。将甲鱼洗净，宰去头，剖除内脏。将枸杞、山药、熟地黄、女贞子洗干净，用纱布袋装好并扎紧口，纳入甲鱼腹中，放入砂锅，加水适量。先用武火烧开，后以文火慢炖，至甲鱼熟烂时拣去药袋，加入味精、精盐调味即成。食肉喝汤。滋阴血，补肝肾。治肝肾阴虚所致之腰膝酸软、视物模糊、梦遗滑泄、骨蒸潮热、午后低热、盗汗颧红，以及肾结核、骨结核、慢性肾炎、子宫内膜结核等证属肝肾阴虚者。

生津茶

青果（研）5个，金石斛、甘菊、竹茹各6克，麦冬、桑叶各9克，鲜藕10片，黄梨（去皮）两个，荸荠（去皮）5个，鲜芦根（切碎）两支。将以上诸药共捣为粗末，每日1剂，水煎代茶饮。生津润燥。治肺胃阴液亏损所致之烦渴多饮、口咽干燥、痰中带血、胃脘灼痛、饥不欲食、舌红少苔、脉细而数等。

菊槐绿茶

菊花、槐花、绿茶各3克。将以上3味放入杯中，开水冲泡，焖5～10分钟，代茶频饮。清热，平肝，降压。治各期高血压证属肝阳上亢者，症见头胀眩晕、面红目赤、急躁易怒等。

参梅甘草茶

太子参、乌梅各15克，甘草6克，白砂糖适量。将上3味共煎水代茶饮。益气生津。治夏季伤暑、口渴汗多、全身乏力等。

常见病芒种调治法

芒种时节，人体阳气趋向体表，形成阳气在外、阴气内伏的生理状态。这时人体生理活动与外界环境的平衡往往容易遭到破坏，从而引发疾病。

● 带状疱疹

带状疱疹是由带状疱疹病毒引起的，以沿周围神经分布的群集疱疹及神经痛为特征的病毒性皮肤病。夏季是细菌、病毒猖獗的季节，因而疱疹性疾病也有增多趋势。

马齿苋薏米粥

鲜马齿苋 30 克，薏米 50 克，大枣 12 枚，红糖适量。按常法煮粥服食。每日 1 剂，两次分服。清热解毒，健脾除湿。适应症：湿盛型带状疱疹，症见皮损淡红、水疱黄白、疱壁松弛、大便不干或溏薄等。

陈皮当归煮鸡蛋

陈皮、当归各 9 克，柴胡 15 克，鸡蛋 1 只。将上 4 味洗净，共置锅内，加水同煮，鸡蛋熟后去壳，再入锅煮 15 ~ 20 分钟，去渣，吃蛋喝汤。每日 1 剂，连服 5 ~ 7 日。活血养血，理气止痛。治气滞血瘀型带状疱疹，症见皮损消退后局部疼痛不已。

● 脱发

从生理角度看，头发的脱落是一种正常现象。一年四季中，夏天是头发最容易脱落的季节。

山楂荷叶粥

山楂 60 克，荷叶 1 张，粳米 100 克。将前两味加水煎汤、去渣，加入洗净的粳米煮粥服食。每日 1 剂，两次分服。活血利湿，清热解毒。适应症：脂溢性脱发。

龙眼木耳汤

龙眼干 5 枚，黑木耳 15 克，冰糖适量。按常法煮汤服食。每日 1 剂。补心健脾，养血活血。适应症：血虚脱发。

盐酥黑豆方

黑豆 500 克，清水 1000 毫升，精盐适量。将黑豆洗净，加水煮至豆粒饱胀，取出阴干，拌入精盐，储瓶备用。每服 6 ~ 9 克，每日两次，饭后嚼食，温开水送下。滋补肝肾，活血祛风。适应症：脂溢性脱发、产后脱发、久病脱发、白癜风。

● 小儿夏季热

小儿夏季热是炎夏时节婴幼儿常见的发热性疾病，多见于半岁至 3 岁的小儿。

空心菜荸荠汤

鲜空心菜 120 克，荸荠 7 枚，白糖适量。将空心菜洗净切碎，荸荠洗净，去皮切片，共置锅内，加水煎汤，调入白糖饮服。每日 1 剂，2 ~ 3 次分服，连服 7 日。清热凉血，生津止渴，利尿。适应症：小儿夏季热、口渴、尿黄。

西瓜汁

西瓜肉适量。将西瓜肉洗净，用洁净纱布绞取其汁，随量饮服。清热解暑，除烦止渴，利尿。适应症：暑伤肺胃型小儿夏季热，症见持续发热不退、午后热盛、口渴引饮、头额热甚、皮肤干燥灼热、无汗或少汗、小便频数而清长、精神烦躁等。

蜜饯黄瓜

黄瓜 5 条，蜂蜜 100 克。将黄瓜洗净，剖开去瓤并切成条，放入铝锅内，加水少许，煮沸后去掉多余的水，加入蜂蜜，调匀后再煮沸即成。随量食用。清热解毒，润燥除烦。适应症：暑伤肺胃型小儿夏季热。

• 小儿厌食症

严重的小儿厌食可影响生长发育，造成营养不良。由于气候炎热，夏季是此病多发的季节。

扁豆花汤

扁豆花 15 ~ 30 克，白糖适量。扁豆花水煎取汁，调入白糖服用。每日 1 剂，两次分服。健脾和胃，消食化湿。治脾失健运型小儿厌食症。

萝卜籽神曲汤

炒萝卜籽、麦芽各 10 克，神曲

30 克。水煎服。每日 1 剂，3 次分服。和脾助运。适应症：脾失健运型小儿厌食症。

山楂麦芽茶

山楂、炒麦芽各 10 克，茶叶 4 克。将上 3 味一同放入杯中，沸水冲泡，代茶饮用。每日 1 剂。健脾和胃，消食导滞。适应症：脾胃虚弱型厌食症。

• 虫咬伤

夏季毒虫多，不小心被其咬伤，若处理不当，轻则可在皮肤上留下瘢痕，重则还会危及生命。

茄子外用方

生茄子适量。将生茄子切开，涂搽伤处。或将茄子与白糖适量一并捣烂，涂敷伤处。清热，活血，止痛，消肿。适应症：蜂螫伤。

醋方

优质米醋适量。取纱布浸润米醋，贴敷伤处，干则再浸再敷。解毒杀虫，散瘀止血。适应症：黄蜂螫伤。

酱油外用方

酱油适量。将酱油涂于伤处。解毒，止痛。适应症：毒虫、蜂螫伤。

当令食物排行榜

食材	功效宜忌
空心菜	消暑解热，凉血止血，排毒养颜，防治痢疾。
苦瓜	有清热消暑、明目解毒之功效，对热病烦渴、中暑发热、痱子、结膜炎、疮肿等有一定疗效。
鸽肉	鸽肉是典型的高蛋白、低脂肪、低胆固醇食物，特别适合中老年人及高血压、肥胖症患者食用。鸽肉有补肾益气、祛风解毒、调经止痛之功效。春末、夏初时节的鸽肉最为肥美。
鲤鱼	鲤鱼富含蛋白质，夏日其蛋白质含量最为丰富，故民间有"春桂夏鲤"之说。鲤鱼有健脾和胃、利水下气、通乳安胎之功效。主治脾胃虚弱、脾虚水肿、小便不利、咳嗽气逆、胎动不安、产后乳汁不足等症。
李子	李子有生津止渴、清肝涤热、活血利水之功效，可用于内伤痨热、肝病腹水等病症。李子能促进胃酸和胃消化酶分泌，有增强胃肠蠕动的作用，因而食李能促进消化，增强食欲，为胃酸缺乏、食后饱胀、大便秘结者的食疗佳品。

夏至

[食疗养生篇]

时令物语

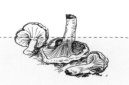

斗指乙为夏至，万物于此皆假大而极至，时夏将至，故名也。

夏至是二十四节气中的第十个，大约在每年农历五月间，公历6月22日前后。这一天是北半球白昼最长、黑夜最短的一天。此时农作物生长旺盛，杂草、病虫蔓延滋长，农人忙于加强田间管理。华中地区有农谚："夏至棉田草，胜似毒蛇咬。"

夏至节气三候为：

一候鹿角解；

二候蝉始鸣；

三候半夏生。

这时节可以开始割鹿角了，蝉儿开始鸣叫，半夏、木槿等植物开始繁盛。夏至这天虽然白昼最长，太阳角度最高，但并不是一年中天气最热的时候。因为，接近地表的热量这时还在继续积蓄，并没有达到最多的时候。俗话说"热在三伏",真正的暑热天气是以夏至和立秋为基点计算的。大约在 7 月中旬至 8 月中旬,我国各地的气温均为最高,有些地区的最高气温可达 40℃。

我国南方有夏至后"数九"以示气温变化的歌谣,名曰"夏九九"。这种风俗在明清时代已有明确记载。古人认为"九"为极数,夏至一阴生,九日一变,经九九八十一天后,阳气衰退而阴气逐渐旺盛,于是天气由热转凉;而冬至一阳生,经九九八十一天后,阴气衰退而阳气旺盛,天气由寒转热。

《夏至九九气候歌》说:"一九二九,扇子不离手;三九二十七,雪水甜如蜜;四九三十六,出汗如淋浴;五九四十五,头戴秋叶舞;六九五十四,乘凉不入寺;七九六十三,上床寻被单;八九七十二,思量盖夹被;九九八十一,家家打炭壑。"

夏至午后至傍晚常易形成雷阵雨,这种雨骤来疾去,降雨范围小,人称"夏雨隔田坎"。唐代诗人刘禹锡曾巧妙地借喻这种天气,写出"东边日出西边雨,道是无晴却有晴"的著名诗句。

夏至养生:冬病夏治

中医理论认为,夏至是阳气最旺的时节,养生要顺应夏季阳盛于外的特点,注意保护阳气,着眼于一个"长"字。夏天进补,冬病夏治,这是夏季养生保健的一项重要措施。自夏至至立秋的三伏天,是一年中最炎热的阶段,也是调理和治疗宿疾的最佳时刻之一。古书云"春夏养阳",即是说在夏天调补时要偏于温补人体的阳气,顺应春夏阳气旺盛的变化,这对于阳虚病人尤为重要。

夏至食疗：多食苦咸以补心

夏至心火当令，心火过旺则克肺金（五行的观点），故《金匮要略》有"夏不食心"的说法。根据五行（夏为火）、五成（夏为长）、五脏（属心）、五味（宜苦）的相互关系，味苦之物能助心气而制肺气。

从阴阳学角度看，夏月伏阴在内，饮食不可过寒。心旺肾衰，外热内寒，故冷食不宜多吃，少食犹可，贪多定会寒伤脾胃，令人吐泻。西瓜、绿豆汤、乌梅汤虽为解渴消暑之佳品，但不宜冰镇食之。

夏季气候炎热，人体消化功能相对较弱，因此饮食宜清淡，不宜多食肥甘厚味，以免化热生风，激发疗疮之疾。

夏至进补食疗方

 藕粥

鲜藕 200 克，糯米 50 ～ 100 克，红糖适量。先将鲜藕洗干净，切成薄片，与糯米同放入砂锅，加水 500 毫升左右，文火煮粥，待粥将熟时加入红糖，稍煮片刻即可。每日早、中、晚餐温热服食。益气健脾，散血止血。治脾胃气虚或气阴两虚所致之形瘦体弱、烦热口渴、食欲减退、大便溏泻、瘀血阻滞所致之产后恶漏不止、月经不调、齿龈鼻衄、球结膜下出血等。

山楂粥

山楂 30 ～ 40 克，粳米 50 ～ 80 克，白砂糖适量。先将山楂炒至棕黄色，加温水浸泡片刻，煎取浓汁约 150 毫升，与粳米混合，再加水 400 毫升左右，以文火煮粥，以米烂汤稠为度，加白糖即可。每日早、晚温热服用。7 ～ 10 天为 1 疗程。补脾开胃，化滞消积，活血化瘀。治食积停滞、肉积不消所致之胃脘饱胀、腹痛便泻、消化不良、小儿乳食不化；瘀血阻滞所致之恶露不尽及高血压、冠心病、冠状动脉供血不足、心绞痛、高血脂、老年性心衰等。不宜空腹服食。

莲肉粥

莲肉粉 20 克，粳米（或糯米）50 克，红糖适量。先将莲子肉晒干、碾成细粉，与粳米或糯米同放入砂锅，加水用武火煮沸后，改用文火煮至粥黏稠，放入红糖。每日早、晚空腹温热服食。补脾止泻，益肾固精，养心安神。治脾胃气虚所致之形瘦体弱、食欲减退、便溏腹泻、营养不良、面色萎黄；肾气亏虚所致之遗精滑泄、夜尿频多、妇女带下；心血亏虚所致之心悸心慌、失眠多梦等。

菱角粉粥

菱角粉 30 克，粳米 50 克，白砂糖适量。将老菱角去壳取肉，晒干研成细粉备用；将粳米放入砂锅，加水400 毫升左右，待米煮至半熟时调入菱角粉，文火同煮为粥，加入白糖。每日早、晚温热服食。益气健脾，强身抗癌。治脾胃气虚所致之形瘦体弱、营养不良、面色无华、慢性泄泻、病后不思饮食及食道癌、胃癌、肝癌、乳腺癌、子宫颈癌等。脾胃虚寒者不宜食。

荷叶莲藕炒豆芽

荷叶 200 克，莲子 50 克，绿豆芽 150 克，藕 100 克，植物油适量，精盐、味精、水淀粉各少许。莲子、荷叶入锅，加清水适量，文火煎汤后暂置一旁备用；鲜藕切丝，用植物油炒至七成熟，再加入煮透的莲子和洗净的绿豆芽，加适量精盐、味精，用水淀粉勾芡，盛出装盘即可。佐餐食用。常食可健脾利湿，轻身消肿。

双耳汤

银耳 10 克，黑木耳 10 克，冰糖 30 克。将银耳、黑木耳择去杂质，用温水泡发，摘除蒂柄，洗干净放入碗内，放入冰糖，加水适量。将盛木耳的碗置锅内，隔水蒸至木耳熟透即成。吃木耳喝汤，每日 1～2 次。滋阴补肾，润肺。治肾阴虚所致之干咳少痰、痰中带血、心烦口渴、咽喉干痒、腰膝酸软、骨蒸发热、午后低热、遗精失眠以及血管硬化、冠心病、高血压、眼底出血、肺结核等证属阴虚者。

鲫鱼冬瓜皮汤

鲜鲫鱼 150 克，冬瓜皮 60 克，薏米 30 克，味精、精盐各适量。将鲫鱼剖除内脏，抠去腮，洗干净；冬瓜皮、薏米洗净，用纱布袋装好，扎紧口，与鲫鱼同放入砂锅，加水适量，炖至鱼熟后除去药袋，加入味精和少许精盐调味即成。佐餐食用，适量。益气健脾，利水消肿。治慢性肾炎、慢性肾盂肾炎、营养不良性水肿证属脾气亏虚者。

玉竹茶

玉竹 10 克。将玉竹研为粗末，用开水冲泡，代茶饮服。养阴润燥，生津止渴。治阴津亏虚所致之心烦失眠、消谷善饥、胃脘灼痛、干咳少痰、咽喉痒痛、午后低热，以及慢性萎缩性胃炎、肺结核、糖尿病、冠心病等证属阴津亏虚者。平素咳喘痰多、胸闷腹胀、口腻食少者不宜服饮。

银花茶

金银花、决明子、槐米各两克，罗布麻 4 克，白菊花 6 克。上药放砂锅中，加水煎汁，代茶饮用。清热解暑，降脂减肥。

常见病夏至调治法

夏至气温急剧升高，人体出汗过多，可造成体内热平衡紊乱，可使人体胃肠蠕动次数明显减少，容易引发消化系统疾病；暑热病此时也多发。

● 中暑

中暑是指在高温和热辐射的长时间作用下，导致的机体体温调节障碍，以及水、电解质代谢紊乱及神经系统功能损害。颅脑疾病患者，老弱及产妇耐热能力差者，尤易发生中暑。

白扁豆汤

白扁豆 100 克，白糖适量。将白扁豆洗净，加水煮汤，调入白糖，候冷，当日分两次服食。清热除烦，健脾化湿。适应症：中暑发热、烦躁口渴。

冬瓜茶

鲜冬瓜肉适量。将冬瓜肉洗净并捣烂取汁，代茶饮用。清热解毒，利尿消肿，止渴除烦。适应症：中暑烦渴。

菠萝方

鲜菠萝1个。将菠萝处理干净、切块，置于淡盐水中浸泡5分钟，生食或榨汁饮服。每日1剂。清暑解渴，消食止泻。适应症：伤暑、身热烦渴。

苦瓜茶

苦瓜1个，绿茶适量。将苦瓜上端切开，挖去瓤，装入绿茶，合上瓜盖，悬挂于通风处阴干，取下洗净晒干，连同绿茶一起切碎混匀，每取10～15克放入杯内，用沸水冲泡，代茶饮用，每日两次。清热解毒，消暑除烦。适应症：中暑发热、烦躁口渴、小便不利等。

• 痢疾

痢疾是由痢疾杆菌所引起的肠道传染病，以腹痛、里急后重、泻下脓血便为主要特征。

大蒜白糖方

大蒜1头，白糖适量。将大蒜去皮切细，拌入白糖，饭前空腹服食。

每日2～3剂。破瘀除湿，解毒杀虫。适应症：痢疾初起。

大蒜马齿苋汤

大蒜10～15克，马齿苋30～60克，白糖适量。将大蒜去皮捣烂，马齿苋洗净切碎，加水煎沸3～5分钟，冲入蒜泥，滤取汁液，加糖饮服。每日1剂，两次分服。亦可将大蒜煅烧存性、研末，每服1.5～3克，每日2～3次。解毒杀虫，散瘀除湿。适应症：痢疾初起、肠炎。

绿茶丸

优质绿茶适量。将绿茶研为细末，水泛为丸，每服6克，每日两次，连服7日为1个疗程。清热解毒，利尿消肿。适应症：细菌性痢疾。

石榴皮汤

石榴果皮12～18克，红糖适量。将石榴果皮加水煎汤、去渣，调入红糖饮服。每日1剂，两次分服。收敛抑菌，止泻止痢。适应症：久泻久痢、肠风下血（包括慢性细菌性痢疾、肠炎、肠结核等）。

• 痱子

痱子又称热痱、红色粟粒疹，是

跟着节气过日子 / 夏至食疗养生篇

由于出汗过多，汗液蒸发不畅，导致汗管堵塞、汗管破裂，汗液渗入周围组织而引起。

绿豆酸梅茶

绿豆 200 克，酸梅 100 克，白糖适量。将绿豆、酸梅洗净，加水煮熟，滤取汤汁，调入白糖，代茶饮用。每日 1 剂。清热解毒，祛暑生津。适应症：痱子属实证者。

冬瓜薏米粥

冬瓜 150 克，薏米 60 克。将冬瓜去皮，洗净切丁，加入八成熟的薏米粥内，再煮至粥熟即可。每日 1 剂，连服 7～10 日。清热凉血，解毒排脓。适应症：痱子属实证者。

黄瓜汁

鲜嫩黄瓜数条。将黄瓜洗净切碎，捣烂取汁，涂于患处。每日数次。清热解毒，利水消肿。适应症：痱子属实证者。

丝瓜叶汁

鲜嫩丝瓜叶适量。将丝瓜叶洗净切碎，捣烂取汁，涂于患处。每日数次。清热凉血，解毒。适应症：痱子。

● 疖和疔

夏季高温多湿，由于金黄色葡萄球菌感染，汗腺排泄、分泌障碍，可导致多个相邻毛囊或汗腺发生化脓性感染，形成疖和疔。

苦瓜叶外用方

鲜苦瓜茎叶适量。将苦瓜茎叶洗净，捣烂取汁，涂于患处。每日 3 次。清热解毒。适应症：热疖、丹毒。

银花绿豆汤

银花 30 克，绿豆 15 克，甘草 3 克。水煎服。每日 1 剂，两次分服。清热解毒，利湿消肿。适应症：暑疖。

野菊花叶酒

鲜野菊花叶 1 千克，果酒适量。将野菊花叶洗净晾干，捣烂取汁，装瓶备用。每取野菊花叶汁 30 毫升，兑入果酒 30 毫升，调匀饮服，每日两次。药渣可外敷患处。清火解毒，通经活络。适应症：疮疖、肿毒。

蒲公英茶

鲜蒲公英 30 克。将蒲公英洗净，水煎取汁，代茶饮用。每日 1 剂。清热解毒，消肿散痈。适应症：暑疖疔毒。

当令食物排行榜

食材	功效宜忌
冬瓜	冬瓜有利水、化痰、清热、生津、解毒之功效。主治水肿、喘咳、暑热烦闷、疮疡痈肿等病症。还可降脂减肥，有"减肥瓜"之称。
丝瓜	丝瓜有清热化痰、凉血解毒、解暑除烦、通经活络之功效。主治痰喘咳嗽、肠风痔漏、疔疮痈肿、身热口渴、妇女乳汁不下等病症。
绿豆	有清热消暑、解毒之功效。主治热病或暑热所致心烦口渴、发热；解食物中毒、农药中毒。
淡菜	性温、味咸，入肝、肾二经；能滋补肝肾，温肾散寒，降压调经。
西瓜	西瓜霜有消肿功效，适用于咽喉肿痛、口舌生疮。切下西瓜瓜蒂，挖去部分瓜瓤，将皮硝装满瓜内，再将切下的瓜蒂盖上，用竹签固定，悬挂于阴凉通风处，10余天后，瓜皮表面会不断析出白霜，刷下的白霜即为药用西瓜霜。
无花果	有健脾消食、润肠通便、利咽消肿、解毒抗癌之功效。主治消化不良、大便秘结及痔疮、脱肛、咽喉肿痛等症。

附：

夏至起居宜忌

暑易伤气，若汗泄太过，可使人头晕胸闷，心悸口渴，甚则昏迷。室外工作和体育锻炼时应加强防护，避开烈日。

每日用温水洗澡也是值得提倡的健身措施，不仅可以洗掉汗水、污垢，使皮肤清洁凉爽，利于消暑防病，而且能起到锻炼身体的目的。因为温水冲澡时的水压及机械按摩作用可使神经系统兴奋性降低，体表血管扩张，加快血液循环，改善肌肤和组织营养，降低肌肉张力，消除疲劳，提高睡眠质量，增强抵抗力。夏季运动最好选择在清晨或傍晚天气较凉爽时进行，场地宜选择在河湖水边、公园庭院等空气清新的地方，有条件的人可以到森林、海滨地区去疗养、度假。锻炼的项目以散步、慢跑、太极拳、广播操为好，不宜做过分剧烈的运动。若运动过激，可导致大汗淋漓，汗泄太多不但伤阴气，也易损阳气。出汗过多时可适当饮用淡盐开水或绿豆盐水汤，切不可饮用大量凉开水，更不能立即用冷水冲头、淋浴，否则会引起寒湿痹证、黄汗等多种疾病。

小暑

食疗养生篇

时令物语

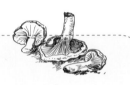

> 斗指辛为小暑，斯时天气已热，尚未达于极点，故名也。

每年阳历 7 月 7 日左右为小暑，此时天气已经很热，但还不到最热的时候，所以叫小暑。时至小暑，已是初伏前后，时有热浪袭人之感，暴雨也时常在小暑节气光顾。由于这段时间雨量集中，所以防洪防涝显得尤为重要。农谚有"大暑小暑，灌死老鼠"之说，更有"小暑南风，大暑旱""小暑打雷，大暑破圩"的经验总结。小暑若是吹南风，则大暑时必定无雨，就是说小暑最忌吹南风，否则必有大旱；小暑日如果打雷，必定有大水冲决圩堤。

我国南方沿海地区此时正值台风来临之际，此时也正是萤火虫开始活跃的季节，在有草有水的地方，夜晚可见到那忽明忽暗的点点萤光闪烁流动，伴随着人们度过炎热的夏夜。

小暑节气三候为：

一候温风至；

二候蟋蟀居宇；

三候鹰始鸷。

意思是说一到小暑节气，大地上便不再有一丝凉风；由于天气炎热，蟋蟀离开田野，到庭院的墙角去避暑；老鹰飞上高天以避开暑热。

小暑养生：防暑静心

小暑伏天，最易引发的节气病就是中暑。此时应避免中午高温时外出。有些老人在此季节中常会感到烦躁疲乏，食欲减退，甚至头晕胸闷，恶心。这些症状民间称为"苦夏"。"夏日吃苦，胜似进补"，此时可适当食用油麦菜、莴笋、苦瓜、苦菜等苦味食物。研究表明，天然苦味食物具有清热解暑、抗菌消炎之功效。

夏与心相应，夏季养心，宜平心静气，顾护心阳，以符合"春夏养阳"之原则。《灵枢·百病始生》曰"喜怒不节则伤脏"，人体情志活动与内脏有密切关系，不同的情志刺激可伤及不同的脏腑，产生不同的病理变化。中医养生主张"平养"，即在任何情况之下不可有过激之处，如喜过则伤心，心伤则心神涣散，注意力不能集中，甚则精神失常等。心为五脏六腑之大主，一切生命活动都是以心为主宰，故有"心动则五脏六腑皆摇"之说。夏季养生重点突出"心静"二字就是这个道理。

小暑食疗：避免脾胃受伤

小暑是消化道疾病多发节气，饮食方面要改变饮食不节、饮食偏嗜的不良习惯。

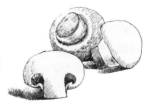

首先，饮食应以适量为宜。过饥则摄食不足，化源缺乏，而致气血不足，导致形体消瘦，正气不足，抵抗力下降，继发其他病症；过饱会导致饮食阻滞，出现脘腹胀满、嗳腐泛酸、厌食吐泻等食伤脾胃之病。《素问·痹论》曰"饮食自倍，肠胃乃伤"，此即饮食要有节制之理。

其次，饮食不洁是引起多种胃肠道疾病的元凶，若进食腐败变质的有毒食物，还可导致食物中毒，引起腹痛、吐泻，重者昏迷或死亡。

再次，饮食偏嗜可导致五味之偏。五味之偏是说人的精神、气血皆由五味滋生，五味对应五脏，如酸入肝，苦入心，甘入脾，咸入肾。若长期嗜好某种食物，就会使脏腑机能偏盛或偏衰，久而久之可损伤内脏而发生疾病。如偏食咸味，会使血脉凝滞，面色无华；多食苦味，会使皮肤干燥而毛发脱落；多食辛味，会使筋脉拘急而爪甲枯槁；多食酸味，会使肝木太盛而克伐脾土；多食甘味的食物，则肾气得不到平衡。

小暑进补食疗方

玉竹粥

玉竹 15 ～ 20 克（鲜者 30 ～ 60 克），粳米 50 克，冰糖适量。先将玉竹去掉根须，洗干净后切碎，加水煎取浓汁后去渣，以药汁与粳米同放入砂锅，再加水适量，用文火煮粥，待粥将熟时加入冰糖稍煮片刻即可。每日早、晚温热服食。滋阴润肺，生津止渴，强心。治肺胃阴虚所致之干咳少痰、痰中带血、咽喉干痛、声音嘶哑、烦热口渴、唇舌干燥、胃脘灼痛、饥不欲食以及糖尿病、风湿性心脏病、肺源性心脏病、冠状动脉硬化性心脏病等证属阴虚者。平素胃脘饱闷、口腻多痰、舌苔厚腻者不宜服。

花生粥

花生 45 克，粳米 60～100 克，冰糖适量。先将花生洗净后捣碎，与粳米同放入砂锅煮粥，以米烂汤稠为度，待粥成时放入冰糖稍煮即可。每日早晨空腹温热食用。益气健脾，润肺止咳，养血通乳。治脾胃气阴亏虚所致之食欲减退、反胃干呕、呃逆上气；肺阴亏虚所致之干咳少痰或痰中带血、咽喉干痛；血虚所致之贫血、产后乳汁不通或乳汁稀少等。腹泻便溏者不宜多食。

 白术饼

生白术 250 克，大枣 250 克，面粉 500 克。将白术烘干研成细末；大枣蒸熟去核，捣成泥状。将白术粉末、枣泥、面粉加水适量，搅拌均匀作饼，烘烤当点心吃。益气健脾，止泻。治脾气亏虚所致之食少腹胀、久泻不止，以及慢性胃炎、慢性肝炎、慢性肠炎、小儿消化不良等证属脾气虚者。

白鸽益脾汤

白鸽 1 只，黄芪 15 克，党参 15 克，淮山药 30 克，味精、精盐各适量。将鸽子宰杀后去毛，剖除内脏，冲洗干净，切成小块，与黄芪、党参、山药同放入砂锅，加水适量，先以武火烧开，后用文火炖煮至鸽肉熟烂，加入味精、精盐调味即成。佐餐食用，适量。补中益气，健脾。治脾胃气虚或气阴两虚所致之神疲气短、倦怠乏力、动则汗出、不思饮食、腹胀气坠、月经提前或淋沥不尽等。

扁豆益胃饮

炒白扁豆 20 克，党参 20 克，玉竹 25 克，山楂 20 克，乌梅 20 克，白砂糖适量。将扁豆、党参、山楂、玉竹、乌梅洗干净，同放入砂锅，加水适量，以文火熬至扁豆熟透时取汁，加入白砂糖搅匀即成。佐餐食用，适量。益气生津，养胃。治胃酸缺乏证属气阴亏虚者。

带鱼益气汤

带鱼 500 克，黄芪 25 克，炒枳壳 15 克，酱油、味精、精盐各适量。将带鱼剖去内脏，清洗干净，切成小段；黄芪、枳壳加水适量，煎取药汁；以药汁为汤煨烧带鱼，加入酱油、味精、精盐调味即成。佐餐食用，适量。补益气血，升举内脏。治胃下垂、脱肛证属中气亏虚者。

西洋参茶

西洋参 2 ~ 3 克。将西洋参切成均匀薄片，用开水冲泡代茶饮。益气生津，养阴清热。治气阴亏虚所致之心烦口渴、气短乏力、干咳少痰、咽喉干燥、声音嘶哑、手足心热；冠心病、糖尿病、肺结核、功能性低热、产后、急性热病后期以及癌症放疗、化疗后证属气阴亏虚者。虚寒体质者不宜饮服。

玉米须茶

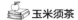

玉米须 20 克。取玉米须洗净晒干，切碎备用。每日 1 剂，开水冲泡，代茶频饮。治慢性肾炎水肿和早期高血压病。利尿，泄热，降压。

山楂荷叶茶

山楂 15 克，荷叶 12 克。将上药共研为粗末，每日 1 剂，煎水代茶频饮。治高血压、高血脂及单纯性肥胖。

常见病小暑调治法

胃肠道疾病是此节气的常见病，同时，闷热的天气容易诱发心血管疾病。

● 腹泻

腹泻是指排便次数增多，每日 3 次以上，粪质清稀，甚至大便如水。本病一年四季均可发生，但以夏、秋两季多见。

石榴皮散

石榴果皮适量。将石榴果皮煅烧存性，研为细末，每服 3 ~ 6 克，每日 2 ~ 3 次，空腹以红糖水送下。收敛，抑菌，止泻。适应症：大便滑脱不禁。

榛子散

榛子仁适量。将榛子仁炒至焦黄，研为细末，每次 1 匙，每日两次，空腹时以红枣 5 ~ 7 枚煎汤送服。益气力，补脾胃。适应症：脾虚腹泻。

山药大枣粥

小米 30 克，山药 15 克，大枣 5 枚。按常法煮粥服食，每日两剂。健脾养胃，益气止泻。适应症：脾胃虚弱所致之腹泻。

扁豆粥

白扁豆 60 克，粳米 150 克，红糖适量。按常法煮粥服食，每日 1 剂。健脾止泻，清暑化湿。适应症：脾胃虚弱所致之慢性腹泻、食欲减退等。

● 便血

血便的颜色取决于出血的部位、出血量和血液在消化道停留的时间。下消化道（小肠、结肠、直肠、肛门）出血，大便常呈鲜红色或暗红色；上消化道（食道、胃、十二指肠）出血，大便往往呈柏油样，如出现此类情况应立即到医院就诊。

蚕豆叶汤

鲜蚕豆叶或荚壳 60 ~ 90 克，红糖适量。将蚕豆叶加水煎汤去渣，调入红糖服用。每日 1 剂，两次分服。活血，止血。适应症：大便下血。

双汁饮

鲜马齿苋汁、鲜藕汁等量。将马齿苋汁、藕汁调匀，每次半杯，以米汤和服。每日两次。清热解毒，凉血止血。适应症：湿热下注型便血，症见肠中积热夹湿、血色红而混浊、口苦、舌苔黄厚、大便不畅等。

荷梗汤

荷梗 30 ~ 60 克，饴糖 1 ~ 2 匙。将荷梗加水煎汤去渣，调入饴糖饮服。每日 1 剂。涩肠止泻，凉血止血。适应症：肠风便血、久泻久痢。

● 心悸

心悸是自觉心跳快而强，并伴有心前区不适感。天气炎热的夏季容易出现心悸。

龙眼双仁茶

龙眼肉 20 克，酸枣仁、柏子仁各 12 克。将上 3 味水煎取汁，代茶饮用。每晚 1 剂。补血，养心，安神。适应症：气血不足型心悸。

甘草汤

炙甘草 15 克，水煎服。每日 1 剂。益气通脉。适应症：心阳虚弱型心悸，症见心悸喘满、头晕神倦、形寒肢冷、面色㿠白、胸闷不适、气短、自汗尿少等。

双冬枣仁茶

天冬 10 克，麦冬 10 克，酸枣仁（微炒捣碎）10 克，蜂蜜 30 克。将天冬、麦冬共制粗末，与酸枣仁一同放入保温杯中，用沸水冲泡，待温，调入蜂蜜，代茶饮用。每晚 1 剂。养阴清热、宁心安神。适应症：阴虚火旺型心悸，症见心悸而烦、失眠健忘、口苦咽干、耳鸣眩晕等。

龙眼黑枣散

龙眼肉 120 克，大黑枣 250 克。将上两味洗净去核、晒干，捣碎研末、混匀、贮存备用。每服 10 ~ 18 克，每日 3 次，淡盐水送下。益气健脾，养血安神。适应症：气血不足型心悸。

● 食物中毒

食物中毒是指吃入食物中的有毒物质引起的身体不良反应，轻者影响身体健康，重者危及生命。

空心菜汁

鲜空心菜适量。将空心菜洗净，捣烂取汁，大量灌服，有急救解毒的作用。清热凉血，利尿解毒。适应症：误食毒菇、断肠草以及砒霜中毒等。

生姜苏叶汤

生姜、紫苏叶各 30 克，红糖适量。将前两味水煎取汁，调入红糖饮服。每日 1 剂，两次分服。驱邪解毒，和胃止呕，缓急止痛。适应症：鱼蟹中毒引起的腹痛、呕吐、下痢等。

绿豆急救方

生绿豆适量。将绿豆用水浸软研磨，去渣取汁，大量灌服。清热解毒，利水消肿。适应症：食物中毒。

无花果叶汁

鲜无花果嫩叶适量。将无花果叶洗净捣烂，取汁半杯，以温开水和服，每日两次。解毒止痛。适应症：误食鱼蟹类中毒、腹痛、呕吐。

● 小儿痢疾

夏秋季节，各类瓜果大量上市，小儿痢疾增多。小儿痢疾以黏液便、脓血便伴发热腹痛、里急后重为主要临床表现。

山楂茶

山楂 30 克，茶叶 6 克，白糖、红糖各 10 克。将山楂洗净切片，放入锅内，加水煮沸 10 分钟，加入茶叶再煮二三沸，调入白糖、红糖即成。每日 1 剂，2 ~ 3 次分服，连服 5 日。清热利湿，抗菌镇痛。适应症：小儿急性痢疾，症见发热、黄绿稀便、腹痛、恶心呕吐等。

苦瓜汁

鲜嫩小苦瓜5条。将苦瓜洗净切碎，捣烂取汁饮服。每日1剂。清热解毒。适应症：小儿赤白痢疾。

凉拌马齿苋

鲜马齿苋500克，大蒜30克，调料适量。将马齿苋择洗干净，入沸水锅中烫透，捞出沥干水分，切碎，装盘备用。将大蒜去皮捣烂，加入精盐、味精、香油、米醋调匀，浇在马齿苋上拌匀，佐餐食用。每日1剂。清热解毒，散瘀杀虫。适应症：小儿血痢。

双豆枣泥方

绿豆3粒，巴豆10粒，大枣（去核）两枚。将绿豆、巴豆研为细末，然后与大枣共捣烂，贴于小儿肚脐。每日1次。清热解毒，止痢。适应症：小儿痢疾。

当令食物排行榜

食材	功效宜忌
西红柿	被称为"维生素仓库"，每人每天若食用2～3个西红柿，可补充维生素和矿物质的消耗。有清热止渴、养阴凉血之功效。主治热病烦渴、胃热口干、阴虚血热、鼻衄、牙龈出血、高血压。
南瓜	能补中益气，化痰排脓，消炎止痛，解毒杀虫。主治营养不良、肺痈、蛔虫病等。
牡蛎	富含锌元素，能促进儿童智力发育，故有"益智海味"之称。有滋阴养血之功效，可治烦热失眠、心神不宁以及不育症等。
海带	辅助治疗甲状腺疾病，颈淋巴结肿大、肝脾肿大。水肿、热痰咳喘、高血压、冠心病者最宜。

食材	功效宜忌
荔枝	被誉为"果中之王"。食鲜荔枝能生津止渴，和胃平逆；干荔枝水煎或煮粥食用有补肝肾、健脾胃、益气血之功效，是病后体虚、年老体弱、贫血、心悸、失眠患者的滋补佳品。
柠檬	柠檬具有生津祛暑、化痰止咳、健脾消食之功效，可提高人体免疫力。

大暑

[食疗养生篇]

时令物语

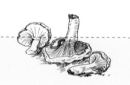

> 斗指丙为大暑，斯时天气甚烈于小暑，故名曰大暑。

大暑时值每年阳历 7 月 23 日左右，是一年中最热的节气。大暑正值中伏前后，我国很多地区经常会出现 40℃的高温天气，在这酷热难耐的季节，防暑降温工作不容忽视。

大暑节气三候为：

一候腐草为萤；

二候土润溽暑；

三候大雨时行。

萤火虫喜欢把卵产在枯草上，到了大暑时节，萤火虫开始卵化，古人便认为是腐草变成了萤火虫。此时天气变得闷热，土地变得很潮湿，大雨常常倾盆而至。

大暑时节既是喜温作物生长最快的时期，也是田野间蟋蟀最多的季节，我国一些地区的人们在茶余饭后有以斗蟋蟀为乐的风俗。

炎热的大暑是茉莉、荷花盛开的季节。馨香沁人的茉莉，天气愈热香气愈浓郁。高洁的荷花，不畏烈日骤雨，晨开暮敛，诗人赞美它乃"映日荷花别样红"。生机勃勃的盛夏，正孕育着丰收。

大暑养生：需防暑湿

大暑节气炎热多雨，所以暑湿之气容易侵犯人体。而且因为暑气很盛，所以心气容易亏耗，特别是老人、儿童、体虚气弱者往往难以抵挡酷热暑湿。当出现全身乏力、头晕心悸、胸闷口渴、注意力不集中、大量汗出、四肢麻木、恶心等症状时，就可能是中暑先兆。一旦出现上述症状，应立即将中暑者扶到阴凉通风处休息，最好同时给病人喝些淡盐开水或绿豆汤、西瓜汁、酸梅汤等。夏季预防中暑应注意：劳逸结合，避免在烈日下曝晒，注意室内降温，睡眠要充足，讲究饮食卫生。

在养生保健理论中常有"冬病夏治"的说法，意思是说一些在冬季比较容易发作的病应该在夏季治疗，如慢性支气管炎、肺气肿、支气管哮喘、腹泻、风湿痹证等阳虚证，暑期是最佳治疗时机。

大暑食疗：多食药粥以补脾胃

大暑气候炎热，易伤津耗气，因此常可选用药粥滋补身体。著名医家李时珍尤其推崇药粥养生，他说："每日起食粥一大碗，空腹虚，谷气便作，所补不细，又极柔腻，与肠胃相得，最为饮食之妙也。"药粥对老年人、儿童、脾胃功能虚弱者都是适宜的，所以古人称世间第一补人之物乃粥也。《医药六书药性总议》云："粳米粥为资生化育神丹，糯米粥为温养胃气妙品。"

盛夏阳热之气下降，水气上腾，湿气充斥，故此季节感受湿邪者较多。湿为阴邪，其性趋下，重浊黏滞，易阻遏气机，损伤阳气，食疗药膳当以清热解暑为宜。

大暑进补食疗方

杏子粥

杏子 5～10 枚，粳米 100 克，冰糖适量。先将成熟的杏子洗干净，煮烂去核。另以粳米入砂锅，加水 600～800 毫升，以文火煮粥，待粥将熟时加入杏子肉、冰糖，搅匀稍煮片刻即可。每日早、晚温热服食。滋阴润肺，生津止渴。治阴津亏虚所致之肺燥气喘、咳嗽无痰、口干烦渴、胃脘灼痛、饥不欲食、唇舌干燥等。本粥煮制时以稍稀为佳，不宜太稠厚。

荷叶粥

新鲜荷叶 50 克，粳米 200 克，白糖适量。将荷叶洗净，剪掉蒂待用。将粳米加水煮粥，荷叶盖于粳米上，粥熬好后揭去荷叶，在粥内加入适量白糖即可食用。每日早、晚温热食用。清暑利湿，升阳止血。适用于暑湿泄泻、水肿、眩晕、吐血、衄血、便血、崩漏、产后血晕等。荷叶其性清利，虚者应少食。

葛根粉粥

葛根粉 30 克，粳米 50 克。先将葛根洗净切片，水磨澄取淀粉，晒干备用。每取 30 克，与粳米（先浸泡一宿）同放入砂锅内，加水 500 毫升左右，以文火煮至米烂粥稠为度。每日早、晚温热服食，或上午、下午作点心服。清烦热，生津液，降血压。治阴津不足之烦热口渴及高血压、冠心病、心绞痛、老年性糖尿病、慢性脾虚泄泻等。

团鱼二子汤

团鱼1只（500～800克），枸杞子30克，女贞子20克，精盐、味精各适量。先将团鱼用开水烫死后，剖除内脏，剁去头，清洗干净，切成小块。将女贞子、枸杞子洗干净，与团鱼肉同放入砂锅，加水适量，先用武火烧开，后改文火慢炖，待肉熟后加入精盐、味精调味，饮汤食肉和枸杞子。佐餐食用，适量。滋补肝肾，乌发明目。治肝肾阴虚所致之腰膝酸软、须发早白、头晕眼花、两目干涩、视力下降、精液稀少等。

清脑羹

干银耳50克，炙杜仲50克，冰糖250克。将炙杜仲煎熬3次，收取药液待用。将干银耳用温水发透，除去蒂头、杂质，洗干净；冰糖置文火上熔化，熬至微黄色备用。取一洁净的锅，倒入杜仲药汁，下入银耳，视银耳泡发情况，可适量加入清水，置武火上烧沸后，改用文火久熬至银耳熟烂，再冲入冰糖汁熬稠即成。佐餐食用，适量。补肝肾，降血压。治肝肾阴虚所致之腰膝酸软、耳鸣耳聋、烦躁失眠，以及高血压、动脉硬化、心脏病等证属肝肾阴虚阳亢者。

莲子芡实糯米鸡

乌鸡1只（约1千克），白莲子20克，芡实15克，糯米150克，精盐、味精各适量。先将乌鸡去毛，剖除内脏，剁掉嘴、爪，洗干净。莲子、芡实、糯米洗干净，共装入纱布袋里，扎好口放入鸡腹内，用线把腹部切口缝好，置砂锅内，加水适量炖汤，待鸡熟烂后拣去药袋，加入精盐、味精调味即成。分次饮汤食鸡。补脾益肾，固精止带。治脾气亏虚、肾气不固所致之白带量多、月经不调、遗精滑泄、腰膝酸软、食欲减退、肢体困重等。

三鲜茶

鲜藿香30克，鲜荷叶50克，鲜芦根100克。将以上3味切碎，共煎水代茶饮。芳香化浊，清凉解暑。治小儿夏季发热不退、苔腻口渴、不思饮食等。

三叶茶

鲜荷叶、丝瓜叶、苦瓜叶各适量等分，白糖适量。将上述3味放入杯中，冲入沸水，代茶饮。清热解暑。治小儿夏季发热不退、口渴多饮、多尿等。

参梅甘草茶

太子参、乌梅各 15 克，甘草 6 克，白砂糖适量。将以上 3 味共煎水代茶饮。益气生津，止渴。治夏季伤暑、口渴汗多、全身乏力等。

山楂银菊茶

山楂、银花、菊花各 10 克。将山楂研碎，3 味共煎水代茶饮。化瘀消脂，清凉降压。治肥胖症、高血脂、高血压及头痛、眩晕眼花等。

常见病大暑调治法

大暑时节，气候炎热多雨，暑湿之气容易乘虚而入，心气易于亏耗，导致疰夏、中暑等病症。此时也是腹泻、痢疾、肠胃病多发的时节。

● 鹅口疮

鹅口疮又名雪口病，为白色念珠菌感染所致之口腔炎。其多见于新生儿及营养不良、腹泻、长期使用广谱抗生素或激素的患儿。天气炎热易引发此病。

绿豆茶

绿豆、白糖各 30 克，茶叶两克。将绿豆洗净，捣碎研末，与茶叶共置杯内，用沸水冲泡，待温后调入白糖饮服。每日 1 剂。清热解毒，除湿消肿。适应症：鹅口疮。

蒲公英绿豆粥

鲜蒲公英 40 ~ 60 克，绿豆 50 克，粳米 50 ~ 100 克。将蒲公英洗净切碎，加水煎汤后去渣，加入洗净的绿豆、粳米煮粥服食。每日 1 剂，3 次分服。清热解毒，消肿散结。适应症：鹅口疮。

老黄瓜汤

老黄瓜 1 根，白糖适量。将老黄瓜洗净切片，加水煮沸 10 ~ 15 分钟并去渣，调入白糖服用。每日 1 剂，2 ~ 3 次分服，连服 5 ~ 7 日。清热解毒，利水消肿。适应症：鹅口疮。

西红柿汁

西红柿适量。将西红柿洗净去皮，挤出汁液，先口含西红柿汁两分钟，徐徐咽下。每日6～8次。清热解毒，凉血平肝，生津止渴。适应症：鹅口疮。

● 冠心病

冠心病亦称缺血性心脏病。高血压、冠心病患者在炎热的夏季应注意保护心功能。当天气闷热、空气湿度较大时应减少户外活动。

山楂益母茶

山楂30克，益母草10克，茶叶5克。将上3味放入杯内，沸水冲泡，代茶饮用。每日1剂。清热化痰，活血通脉，降脂。适应症：气滞血瘀、心络受阻型冠心病。

银杏叶茶

银杏叶5克（鲜品15克）。将银杏叶放入杯内，沸水冲泡，代茶饮用。每日两剂。益心敛肺，化湿止泻。适应症：冠心病。

山楂柿叶茶

山楂12克，柿叶10克，茶叶3克。将上3味放入杯内，沸水冲泡，代茶

饮用。每日1～2剂。活血化瘀，降压降脂。适应症：冠心病、高血脂症。

酸枣仁粥

酸枣仁60克，粳米200克。先将酸枣仁炒熟，加水煎沸30分钟后去渣，再加入洗净的粳米煮粥食用。每日1剂。补肝益胆，宁心安神。适应症：冠心病之惊悸、盗汗、虚烦不眠、多梦等。

● 蛔虫

蛔虫病是小儿常见的寄生虫病，多因吃下了被蛔虫卵污染过的食物，或不注意个人卫生，蛔虫卵从口而入引起。夏季是最易感染此病的季节。

薏米根汤

薏米根30～60克。水煎服。每日1剂。清热，利尿，驱蛔。适应症：蛔虫、咳嗽、肺痈等。

青梅煮酒

青梅30克，黄酒100毫升。青梅洗净，与黄酒共置瓷杯中，上笼蒸20分钟。每服15～30毫升，每日两次。安蛔驱虫。适应症：蛔虫性腹痛。

● 麦粒肿

麦粒肿（睑腺炎）由葡萄球菌感染所致，一般可累及睑缘或眼睑内一个或多个腺体。开始时局部红肿疼痛，随后眼睑会隆起一个米粒状的疱，触压时会感到疼痛。之后患处会化脓，数日后出脓而愈。

🍃 双花明目茶

野菊花 30 克，银花 10 克。将上两味放入茶壶中，冲入沸水，代茶饮用。每日 1 剂。疏风清热，明目解毒。适应症：麦粒肿。

🍃 荸荠瓜藤茶

荸荠、鲜丝瓜藤各 30 克，茶叶 6 克。水煎服，每日两剂，连服 5 ~ 7 日。清热祛湿，消炎止痛。适应症：麦粒肿。

🍃 白菊花茶

白菊花 9 克。将白菊花放入杯中，沸水冲泡，代茶饮用。每日两剂。疏风清热，消肿解毒。适应症：麦粒肿。

🍃 山楂苦瓜汤

山楂 50 克，苦瓜 3 条。按常法煮汤服食。每日 1 剂，两次分服。解热消肿，清心明目。治麦粒肿。

● 湿疹

湿疹是一种常见的炎性皮肤病，迁延难愈易复发。高温天气不利于湿疹的康复。

🍃 马齿苋汤

鲜马齿苋 250 ~ 500 克。将马齿苋洗净切碎，加水煎汤服用。每日 1 剂，连服 5 ~ 7 日。清热解毒，利尿通淋。适应症：湿热型湿疹，症见皮损鲜红糜烂、结痂、瘙痒难忍，伴口苦、尿短、便结等。

🍃 山楂麦芽茶

山楂、麦芽各 10 克。将上两味放入杯中，沸水冲泡，代茶饮用。每日两剂。健脾消食。适应症：脾虚型湿疹，症见皮损暗红不鲜，伴见面足浮肿、胸闷纳差、口淡而腻、大便溏薄等。

🍃 双花外洗方

野菊花 50 克，槐花 15 克。将上两味水煎取汁，待温后浸洗患处。每日 1 ~ 2 次。清热解毒，消肿。适应症：阴囊湿疹。

🍃 大枣扁豆汤

大枣 10 枚，白扁豆 30 克，红糖适量。按常法煮汤服食。每日 1 剂。健脾利湿，养血润肤。适应症：慢性湿疹。

● 毛囊炎

盛夏季节，汗液排泄不畅，易导致毛囊发炎。

🍃 丝瓜茎叶外用方

嫩丝瓜茎叶适量。将丝瓜茎叶洗净捣烂，取汁涂搽患处。每日 2 ~ 3 次。清热解毒，消炎消肿。适应症：毛囊炎初起呈粟粒样丘疹，逐渐形成脓疱，成批出现，互不融合，瘙痒或灼痛，好发于头部，亦见于四肢、腋部、阴部等处。

🍃 凡士林黄连方

凡士林 200 克，黄连 30 克。将黄连研成细末，加凡士林调匀，涂敷患处。每日 2 ~ 3 次。清热泻火，燥湿解毒。适应症：毛囊炎。

当令食物排行榜

食材	功效宜忌
椰子	椰肉有补益脾胃、杀虫消疳、美容美白之功效。椰汁有强心利尿、消暑止渴、驱虫止泻之功效。用椰汁洗头，能使头发黑亮润泽。
百合	百合有润肺止咳、补中益气、宁心安神之功效。临床多用于妇女更年期综合征、癔病等。可用百合制作八宝甜饭、桂花百合羹，甜而不腻，清凉解暑。百合同红枣、绿豆同煮后冷食，堪称消暑佳品；与粳米同煮成稠粥，拌入白糖或冰糖，食之健脑。
豇豆	含有易于消化吸收的优质植物蛋白质，很适合素食者及不爱吃肉的人食用。中医认为豇豆有健脾补肾之功效。

（续表）

食材	功效宜忌
海蜇	海蜇有清热化痰、消积润肠之功效。主治肺热咳嗽、痰热哮喘、瘰疬痰核、食积腹胀、大便燥结。
莲藕	莲藕生用性寒，有清热凉血作用，对热病口渴、衄血、咯血、下血者尤为有益。藕之顶端第一节脆甜，最宜生吃；第二、三节熟食最佳，如在藕孔中填塞糯米，煨熟切片，以白糖蘸食则风味更佳；余下各节茎体细小而肉质薄，可烹调多种可口菜肴，或晒干后碾成藕粉调羹，老幼及体弱者食之更易消化吸收。
牛蒡	是一种粗纤维植物，能清除毒素，改善循环，利尿解热；尤其对糖尿病、肥胖症、风湿、肝病有明显疗效。

附：

大暑起居宜忌

夏季，人们对于中暑的预防较为重视，但对阴暑证往往认识不足。酷暑之时，人们往往贪凉，露宿太过，或久卧空调房间，或过食生冷而患上阴暑。阴暑的致病原因不单纯是暑邪，还兼有寒湿。阴暑可引起人体上呼吸道感染、呕吐腹泻，甚至可导致口眼㖞斜，诱发中风及半身瘫痪等。因此不能通宵达旦地使用电扇和空调，大汗之后不能用冷水淋浴，不能贪食生冷……这样才能有效预防阴暑。

立秋

[食疗养生篇]

时令物语

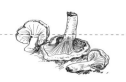

斗指西南维为立秋，阴意出地始杀万物，按秋训示，谷熟也。

立秋时值公历 8 月 7 日前后，"秋"字的构成非常直观，乃"禾"加"火"也，说明立秋之时，"禾"可燃"火"也，暗示着谷物成熟了。从这一天开始，天高气爽，月明风清，气温逐渐下降。

立秋三候为：

一候凉风至；

二候白露生；

三候寒蝉鸣。

意为立秋过后，人们会渐渐体会到秋风的凉爽，接着早晨会有雾气产生，再过几天，寒蝉开始鸣叫了。

由于盛夏余热未消，秋阳肆虐，立秋前后我国很多地区仍处于炎热中，故有"秋老虎"之称。这种炎热的气候往往要延续到九月的中下旬，之后天气才能真正凉爽起来。立秋日对农民朋友显得尤为重要，有农谚说：

> 雷打秋，冬半收；
>
> 立秋晴一日，农夫不用力；
>
> 立秋一场雨，遍地捡黄金；
>
> 早立秋，冷飕飕，晚立秋，热死牛。

在我国封建社会时期，还有立秋迎秋之俗。每到此日，封建帝王们都亲率文武百官到城郊设坛迎秋；此时也是军士们开始勤奋操练，准备作战的时节。

立秋养生：阳气渐收，阴气渐长

《管子》记载："秋者阴气始下，故万物收。"《素问·四气调神大论》指出："夫四时阴阳者，万物之根本也，所以圣人春夏养阳，秋冬养阴，以从其根，故与万物沉浮于生长之门，逆其根则伐其本，坏其真矣。"此乃古人四时调摄之宗旨。

自然界的变化是循序渐进的，立秋是天气由热转凉的节气，也是阳气渐收，阴气渐长的时期，是万物成熟并收获的季节。

精神调养方面，切忌悲忧伤感，以避肃杀之气，同时还应收敛神气，以适应秋的容平之气。起居调养方面，立秋已是天高气爽之时，应"早卧早起，与鸡俱兴"。早卧以顺应阳气之收敛，早起为使肺气得以舒展，且防收敛太过。立秋乃初秋之季，暑热未尽，虽有凉风时至，但天气变化无常，即使在同一地区也会出现"一天有四季，十里不同天"

的情况。因而着衣不宜太多，否则会影响机体对气候转冷的适应能力，更易受凉感冒。

秋季是运动和锻炼的大好时机，个人可根据具体情况选择不同的锻炼项目。这里给大家介绍一种秋季养生功，即《玉轴经》所载"秋季吐纳健身法"，具体做法是：清晨洗漱后，于室内闭目静坐，先叩齿 36 次，再用舌在口中搅动，待口里津满，漱练几遍，分 3 次咽下，并意送丹田，稍停片刻，缓缓进行腹式深呼吸。吸气时舌舔上腭，用鼻吸气，意送丹田。再将气慢慢从口中呼出，呼气时要默念"晒"字，但不要出声。如此反复 30 次。秋季坚持习练，有保肺健身之功效。

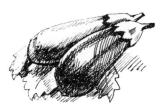

立秋食疗：益胃生津

《素问·脏气法时论》说："肺主秋，肺收敛，急食酸以收之，用酸补之，辛泻之。"可见酸味收敛肺气，辛味发散肺气，秋天宜收不宜散，所以要尽量少吃葱、姜等辛味之品，适当多食酸味果蔬。秋时肺金当令，肺金太旺则克肝木，故《金匮要略》又有"秋不食肺"之说。秋季燥气当令，易伤津液，故饮食应以滋阴润肺为宜。《饮膳正要》说："秋气燥，宜食麻以润其燥，禁寒饮。"更有主张入秋宜食生地黄粥以滋阴润燥者。总之，秋季可适当食用芝麻、糯米、粳米、蜂蜜、枇杷、菠萝、乳品等柔润食物以益胃生津。立秋适宜的膳食有生地黄粥、黄精炖猪肘、糖醋鱼等，有滋阴益胃、凉血生津、补脾润肺之功效。此节气也是细菌性痢疾的高发季。此时气温仍然很高，各种食品极易腐败变质，又由于生食的瓜果、蔬菜极多，所以不合理的饮食习惯极易导致胃肠疾病的发生。细菌性痢疾传染性很强，其主要症状是全身寒热、头痛恶心、腹痛腹胀、黄水样大便。由于腹泻严重，会造成脱水、四肢无力，严重者会发生酸中毒和尿毒症。

对于一般腹泻患者，除了内服抗生素等药物和注意休息外，特别要重视饮食调理。酸奶可抑制肠道有害细菌生长，同时也有收敛作用。其他如藕粉、果汁、苹果泥、软面片、菜汤、鸡蛋汤等，这些食物脂肪含量低，且易于消化吸收。在腹泻病症流行期间，多食大蒜能够起到较好的预防效果。

立秋进补食疗方

生地黄粥

新鲜生地黄 150 克，粳米 50 克，冰糖适量。先将生地黄洗干净，用纱布包好捣烂，挤汁备用。将粳米放入砂锅，加水 500 毫升，以文火煮粥，待粥将熟时调入生地汁，加入冰糖搅匀，稍煮片刻即可。每日早、晚温热服食。养阴生津，清热凉血。治热病后心烦口渴、唇舌干燥、午后低热、骨蒸痨热、吐血衄血、便血尿血、崩漏下血、大便干结等。脾胃虚寒之便溏泄泻者不宜服。服用本粥时忌食葱白、韭白、薤白及萝卜。

百合粥

百合 30 克，糯米 50 克，冰糖适量。先将百合剥皮去须，洗干净后切碎，与糯米同放入砂锅，加水 400 毫升左右，以文火熬煮至米烂汤稠，待粥将熟时加入冰糖搅匀，稍煮片刻即可。每日早、晚温热服食。润肺止咳，养心安神。治心肺阴津亏虚所致之久咳干咳、痰中带血、咽喉干痒、神志恍惚、坐卧不安、急性热病后期心烦口渴以及老年慢性支气管炎、肺气肿、肺结核、支气管扩张、百合病、癔病、神经衰弱、妇女更年期综合征等证属心肺阴津亏虚者。风寒咳嗽及脾胃虚寒所致之脘腹冷痛、便溏泄泻者均不宜服。

龙眼肉粥

龙眼肉 10 ~ 15 克，红枣 3 ~ 5 枚，粳米 50 克，红糖适量。先将龙眼肉用温水浸泡片刻，红枣洗干净，同放入砂锅内，加水 400 毫升左右，用文火熬至沸腾，表面出现粥油即可停火，再焖 5 ~ 10 分钟即成。每日晨起和睡前各空腹温服 1 次。补血安神，益气健脾。治心血亏虚、心脾气血两虚所致之心悸心慌、失眠健忘、气短神疲、头晕眼花、自汗盗汗、便溏腹泻、慢性浮肿及贫血、神经衰弱、脑力减退等。感冒及胸闷腹胀、舌苔厚腻者不宜服。

石斛花生米

花生米 300 克，鲜石斛 30 克，大茴香 3 克，精盐适量。将鲜石斛用清水洗净，淘去泥沙，切成约 1 厘米长的节；花生米洗净，沥干水待用。将锅置火上，注入适量清水，放入精盐、大茴香，待盐溶化后倒入花生米、

石斛烧沸，后改用文火慢煮，至花生米熟透即成。适量食用。养血，滋阴，润燥。治阴血亏虚所致之不思饮食、目干昏暗、午后低热、反胃干呕、咽喉干痛、干咳少痰、乳汁清稀、大便秘结以及肺结核、慢性胃炎、贫血、血小板减少、老年习惯性便秘等证属阴血亏虚者。

羊骨大枣汤

羊胫骨 1500 克，大枣 100 克，味精、精盐各适量。先将羊骨砸碎，大枣洗净，二者同放入砂锅，加水适量，先以武火烧开，后用文火慢炖，至汤稠时加入少许味精、精盐调味即成。饮汤吃枣。益精血，补脾肾。治再生障碍性贫血、血小板减少性紫癜、牙齿松动等证属精血亏虚者。

莲实雪耳汤

莲子肉 25 克，芡实 15 克，山药 15 克，白木耳 10 克，鸡蛋 1 个，白砂糖适量。先水煎莲子、芡实、山药，待其将熟时再放入洗干净的白木耳。将鸡蛋打入碗内，用筷子搅匀，当莲子、芡实熟烂后倒入鸡蛋搅拌，然后调入适量白糖即成。早、晚温热服食。

补脾肺，益肾阴。治脾肾气阴亏虚所致之遗精滑泄、腰酸腿软、带下不止、神疲气短、烦躁口渴、不思饮食等。

玉竹瘦猪肉汤

玉竹 15 克，瘦猪肉 100 克，味精、精盐各适量。将玉竹、猪肉洗干净，肉切成小块。将二者同时放入锅内稍炒，以武火烧汤，肉熟后调入味精、精盐即成。佐餐食用，适量。养阴，润肺，止咳。治阴液耗伤之心烦口渴、气短神疲、咽喉干燥以及肺结核之干咳痰少、手足心热等。

红枣黑豆黄芪汤

红枣 20 枚，黑豆 60 克，黄芪 30 克。将以上 3 味洗干净，同放入砂锅内，加水适量，先以武火烧开，后用文火慢熬至枣、豆烂熟即成。佐餐食用，适量。益气固表，止汗。治气虚所致动则汗出、气短、易感冒等。

红枣茶

红枣 5 ~ 8 枚。将红枣洗干净，用刀划破，放入茶杯中，开水冲泡代茶饮。益气健脾，补血养肝，安神。

治气血亏虚所致之形体消瘦、不欲饮食、腹胀便溏、心悸不宁、虚烦失眠以及贫血、营养不良、血小板减少、神经衰弱、癌病等证属气血亏损者。平素咳喘痰多、胸闷口腻、牙痛者均不宜饮服。

参斛茶

太子参 15 克，石斛 10 克，五味子 6 粒。将以上诸药研为粗末，每日 1 剂，开水冲泡代茶饮。益气生津。治气阴亏虚所致之气短乏力、心悸头晕、烦渴多饮、胃脘作痛、干呕呃逆、食欲减退、饥不欲食、舌红少苔或无苔等。

润肺止咳茶

玄参、麦冬各 60 克，乌梅 24 克，桔梗 30 克，甘草 15 克。将以上诸药共研为粗末，混匀分包，每包 15 ~ 18 克，每次 1 包，开水冲泡，代茶饮服。润肺止咳。治肺阴亏虚所致之干咳少痰、咽干口燥、声音嘶哑以及肺结核、慢性支气管炎、慢性咽喉炎等证属阴虚内热者。外感风寒、寒证者不宜饮用。

常见病立秋调治法

立秋时节，人体肾脏、心脏及脾胃功能较弱，所以要加强对过些器官的保养。此时人们往往会尽情享受立秋后的一丝凉意，不加注意则易受凉。

● 胃下垂

胃体下降至生理最低线以下的位置称胃下垂。多因长期饮食失节，或劳倦过度、中气下降、升降失常所致。

☙ 胡椒猪肚汤

猪肚 250 克，白胡椒粉 15 克，调料适量。按常法煮汤服食。每日 1 剂。健脾益气，温中升阳。适应症：胃下垂。

☙ 黄芪枳壳炖鲫鱼

鲫鱼 500 克，黄芪 40 克，炒枳壳 15 克，调料适量。将鲫鱼宰杀，去鳞及肠杂、洗净，与黄芪、枳壳共置锅内，加水炖烂，拣出黄芪、枳壳，调味服食。每日 1 剂，两次分服。补中益气，升阳固脱。适应症：胃下垂、脱肛等。

☙ 韭菜籽蜂蜜方

韭菜籽 60 克，蜂蜜 120 克。将韭菜籽捣烂，加蜂蜜调匀，用温开水冲服。每日 1 剂，两次分服。温肾壮阳，固精健胃。治胃下垂、阳痿、遗精。

● 胸膜炎

胸膜炎是由于感染、肿瘤、心血管疾患和胸外伤等引起的脏层、壁层胸膜的炎症性疾病。秋季早晚温差逐渐变大，常会加重病情。

☙ 南瓜外用方

南瓜肉适量。将南瓜肉煮熟，取出捣烂，摊于布上，敷贴患处，每日两次。消炎止痛。适应证：胸膜炎、肋间神经痛。

☙ 萝卜蜂蜜方

白皮大萝卜 1 个，蜂蜜 60 克。萝卜洗净，挖空中心，纳入蜂蜜并封紧，置大碗内，隔水蒸熟饮服。每日 1 剂。清热解毒，润燥止咳。治胸膜炎。

🍃 夏枯草炖猪肉

夏枯草 20 克，瘦猪肉 100 克。将上两味加水炖熟，吃肉喝汤。每日 1 剂。滋阴润燥，清火散结。适应症：胸膜炎。

• 小儿急性肾炎

小儿急性肾炎属自体免疫性疾病，民间俗称腰子病，患儿多为 5 ~ 10 岁儿童。发病后头几天，患儿血压升高，有时还会出现低热、头晕、乏力、食欲减退、恶心等。夏季天气炎热，小儿容易患脓疱疮、扁桃体炎、咽炎、猩红热等由链球菌引起的疾病，一到秋季，机体对链球菌毒素发生变态反应，从而引起小儿急性肾炎。

🍃 玉米须白茅根汤

玉米须、白茅根各 30 克。水煎服。每日 1 剂，两次分服。清热利尿，消肿。适应症：小儿肾炎急性期。

🍃 荠菜汤

鲜荠菜 100 ~ 150 克。水煎服。每日 1 剂。清热止血，和脾利水。适应症：小儿急性肾炎之浮肿消退，仍有蛋白尿或血尿者。

🍃 薏米粥

薏米 30 ~ 50 克。按常法煮粥食用。每日 1 剂，长期食用。健脾利湿，清热排脓。适应症：小儿肾炎急性期。

• 早泄

早泄是一种男科疾病，中医认为早泄主要为相火扰动或肾气亏虚，精关失固，精液封藏失职所致。此病多因心理因素引起，在秋高气爽之时可对此病进行预防和调治。

🍃 莲子山药粥

莲子 20 克，山药 100 克，糯米 60 克。按常法煮粥食用。每日 1 剂。健脾益气，固肾止泻。适应症：肾气不固型早泄，症见遗精、精液清冷质稀、性欲减退、腰膝酸软、下肢无力、精神萎靡不振、背寒肢冷、小便清长频数、夜尿频多、余沥不尽等。

🍃 龙眼枣仁芡实茶

龙眼、炒枣仁各 10 克，芡实 12 克。将上 3 味水煎取汁，代茶饮用。每日 1 剂，连服 5 ~ 7 日。益气健脾，补心安神。适应症：心脾两虚型早泄。

☘ 薤白猪肉汤

薤白 200 克，瘦猪肉 100 克，调料适量。按常法煮汤食用。每日 1 剂。清热利湿，滋阴养血。适应症：湿热下注型早泄，症见性欲亢进、头晕目眩、烦躁易怒、胁痛纳呆、阴痒尿痛、小便黄赤或淋漓等。

● 消化不良

消化不良是消化系统障碍性疾病。症状为饭后胸腹疼痛或不适，伴有恶心、呕吐、打嗝、腹胀等。

☘ 番木瓜方

番木瓜鲜果适量。生吃或煮食均可。健脾醒胃，清暑止渴，舒肝化郁。适应症：消化不良、胃脘不适。

☘ 山楂麦芽茶

山楂、炒麦芽各 10 克。将上两味放入杯中，沸水冲泡，代茶饮用。每日 1 ~ 2 剂。健胃，消食。适应症：肠胃虚弱、食积不化等。

☘ 猪肚萝卜汤

猪肚 150 克，萝卜 120 克，调料适量。按常法煮汤服食。每日 1 剂。健脾养胃，消积化滞。适应症：脾胃虚弱所致之消化不良。

☘ 桂皮山楂汤

桂皮 4 克，山楂 10 克，红糖 30 克。水煎服。每日两剂。温中祛寒，健脾消食。适应症：过食寒凉所致之伤食、纳少等。

当令食物排行榜

食材	功效宜忌
苹果	汉代司马相如患消渴疾，辞官后终日无所事事，饱食苹果，结果病愈。西方有句谚语："一天一苹果，医生远离我。"

（续表）

食材	功效宜忌
土豆	土豆有健脾益气、和胃调中、消炎解毒等功效，可用于神疲乏力、胃肠溃疡、烧烫伤、腮腺炎、习惯性便秘、湿疹等。
菱角	具有健脾止泻、除烦止渴之功效。生食菱角能清热消肿，利尿通乳；熟食能益气健身。
梨	被誉为"百果之宗"，有生津润燥、清热化痰之功效，主治热病烦渴、咳嗽失音、便秘等症。
桂圆	有益心脾、补气血、安神志之功效。主治脾虚腹泻、心悸怔忡、虚劳羸弱、失眠健忘、产后浮肿、自汗盗汗等症。

处暑

食疗养生篇

时令物语

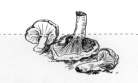

　　斗指戊，为处暑，暑将退，伏而潜处，故名也。

　　处暑节气时值每年阳历 8 月 23 日前后，是暑气消退的时节，"处"含有躲藏、终止的意思。

　　《月令十二集解》曰："七月中，处，止也，暑气至此而止矣。"这时的三伏天气已接近尾声，所以称"暑气至此而止矣"。民谚有"处暑寒来"的谚语，但此时天气还未出现真正意义上的秋凉，著有《清嘉錄》的顾铁卿在形容处暑时讲："土俗以处暑后天气犹暄，约再历十八日而始凉。谚有云：处暑十八盆，谓沐浴十八日也。"就是说还要经历大约十八天的流汗日。

　　处暑节气三候为：

　　　　一候鹰乃祭鸟；

　　　　二候天地始肃；

三候禾乃登。

意思是说，此时老鹰开始大量捕食鸟类，并像祭祀那样陈列食物；接着万物开始凋零，到处充满了肃杀之气；再过几天，黍、稷、粱等类农作物也开始成熟了。此时更有"谷到处暑黄""家家场中打稻忙"的秋收景象。

有关处暑的谚语有：

处暑十八盆，天气自然凉；

处暑仍无雨，结实谷也秕；

立秋下雨人欢乐，处暑下雨万人愁。

处暑养生：调整作息，天人相应

处暑节气正值由热转凉的交替时期，自然界的阳气由疏泄趋向收敛，人体阴阳之气的盛衰也随之转换，此时起居作息也要相应地调整。秋季首先需要调整的就是睡眠时间。昼为阳，夜为阴。寤属阳为阳气所主，寐属阴为阴气所主。顺应自然规律，就要做到日出而作，日落而息。秋天阴气渐长，晚上应该早一些入睡。

在这里要特别提醒老年朋友，随着年龄增加，老年人气血、阴阳俱亏，会出现昼不精、夜不瞑的少寐现象。古代养生家说"少寐乃老人之大患"，《古今嘉言》认为老年人宜"遇有睡意则就枕"，这是符合科学道理的。另外，古人还强调子午觉的重要性（即每天于子时、午时入睡），认为子午之时阴阳交接，盛极必衰，体内阴阳易失衡，必宜静卧，以候气复。科学研究发现，老年人睡子午觉可降低心、脑血管疾病的发病率。

处暑食疗：多食蔬果，预防秋燥

秋燥最容易伤人津液。大多数蔬菜、水果都有生津润燥、润肠通便之功效。另外，还可多吃蜂蜜、百合、莲子等清补之品；少吃辛辣、煎炸食物，如韭菜、大蒜、葱、姜、八角、茴香等，多食会助燥伤阴。

处暑进补食疗方

沙参粥

沙参 15 ~ 30 克，粳米 50 克，冰糖适量。先将沙参捣碎，加水煎取药汁后去渣，将药汁与粳米同放入砂锅，再加水适量，以文火煮粥，待粥将熟时加入冰糖稍煮片刻即可。每日早、晚温热服食。7 天为 1 疗程。滋阴清热，润肺养胃，祛痰止咳。治肺阴亏虚所致之虚热燥咳、干咳少痰、久咳声哑、咽喉干涩；胃阴亏虚所致之津少口渴、胃脘灼痛、舌干少苔、大便干结、干呕呃逆；以及肺结核、慢性支气管炎、慢性咽喉炎、慢性胃炎等证属阴虚者。沙参煮粥宜稍稀薄，不宜太稠厚。外感风寒所致咳嗽者不宜服。沙参有南沙参与北沙参之分，二者功效基本相同，但前者偏于润肺祛痰，后者偏于养胃生津，煮粥时可根据需要分别选用。

石斛粥

鲜石斛 30 克，粳米 50 克，冰糖适量。先将石斛以水 200 毫升文火久煎，取汁约 100 毫升，再将药汁与粳米同放入砂锅，加水 400 毫升左右煮成稀粥，放入冰糖搅匀。每日早、晚稍温顿服。滋阴生津，养胃。治阴津耗伤所致之心烦口渴、虚热不退、胃脘隐痛、不思饮食、呃逆干呕等。

蔗浆粥

甘蔗汁 100 ~ 150 毫升，粳米 50 克。先将适量新鲜甘蔗洗净后榨取蔗汁备用。将粳米放入砂锅，加清水 300 毫升左右，以文火煮粥，待粥将熟时调入甘蔗汁，搅匀后稍煮片刻即可。每日早、晚温热服食。滋阴生津，润燥止渴。治阴津不足所致之心烦口渴、肺燥干咳、食欲减退、反胃呕吐、大便燥结、形体消瘦等。脾胃虚寒及糖尿病患者均不宜服。

🍎 柿饼饭

柿饼 50 克，粳米 250 克，白砂糖适量。将柿饼冲洗干净，切成小块备用。将粳米用清水淘洗干净，与柿饼粒和匀后置饭盆内，加水适量蒸熟，撒入白糖即成。益气养胃，降逆。治胃气阴两虚所致之不思饮食、胃胀不适、呃逆呕吐以及胃神经官能症证属胃气阴亏虚者。

🍎 爆人参鸡片

人参 15 克，鸡脯肉 200 克，冬笋 25 克，黄瓜 30 克，鸡蛋 1 个，精盐、水淀粉、味精、料酒、葱、生姜、香菜梗、鸡汤、猪油、芝麻油各适量。将鸡脯肉切成片，人参洗净，斜刀切成小片；冬笋、黄瓜切片；葱、姜切丝，香菜梗切成段。将鸡肉片加盐、味精后拌匀，再放入鸡蛋清、水淀粉拌匀。将锅内放猪油，烧至五成热时下入鸡肉片，用筷子划开，熟时捞出，沥净油。用精盐、味精、鸡汤、料酒兑成汁水。将锅内放底油，烧至六成热时下入葱丝、生姜丝、笋片、人参片煸炒，再下黄瓜片、香菜梗、鸡肉片，烹上汁水，翻几下后淋上明油即成。佐餐食用，适量。补气强身。治气虚所致之神疲气短、动则喘促、常自汗出、形瘦体弱、容易感冒、头晕目眩、心悸不宁、不思饮食、腹胀便溏等。

🍎 首乌丹参蜜糖饮

制首乌 15 克，丹参 15 克，蜂蜜 25 克。先将制首乌、丹参洗干净，同放入砂锅，加水适量熬煎汤汁，去渣并留取药汁，趁热将蜂蜜调入服食。每日 1 剂，7 天为 1 疗程。滋阴润燥，活血通络。治高血压、慢性肝炎、动脉硬化等，证属阴血亏虚，或兼脉络瘀滞者，症见面色萎黄、头晕眼花、肢体麻木、心悸不宁、肝区隐痛等。

🍎 沙参心肺汤

沙参 15 克，玉竹 15 克，猪肺 1.5 千克，猪心 1 个，细葱、精盐各适量。将沙参、玉竹用清水漂洗干净后，再用纱布袋装好备用。将猪肺、猪心挤尽血污，冲洗干净，与药袋同放入砂锅，再放入细葱，加水适量，先用武火烧沸，后改用文火慢炖。待猪心肺熟透，除去药袋，加入精盐调味即成。佐餐食用，适量。滋阴润燥。治心、肺、胃阴液亏虚所致之干咳少痰或痰少黏稠、咽喉干痒、声音嘶哑、心悸心烦、失眠多梦、胃脘灼热隐痛、饥不欲食、反胃干呕、大便秘结以及慢性咽喉炎、肺结核、慢性胃炎、老年习惯性便秘等证属肺胃阴虚者。

猪胰玉米须汤

猪胰 1 具，玉米须 30 克，精盐、味精各适量。先将猪胰清洗干净，切成小块，与玉米须同入砂锅，加水适量炖煮，待猪胰熟烂后加入少许精盐、味精调味，饮汤食胰。每日 1 剂，10 天为 1 疗程。滋阴润燥，止渴。治阴虚内热型糖尿病，症见形体消瘦、皮肤干燥、烦渴多饮、小便频多者。

参萄酒

人参 20 克，葡萄 100 克，白酒 500 克。将人参碎成小段，葡萄绞汁备用。将葡萄汁与白酒相合搅匀，倒入干净瓶中，加入人参，加盖密封，置放于阴凉处。经常摇动，经 7 日后便可开封取饮。每日早、晚空腹各服 10 ~ 20 毫升。补气生津，安心神，强筋骨。治气虚津亏所致之食欲减退、心悸心烦、干咳痨嗽、气短口渴、神疲盗汗、口燥乏津；肾虚小便不利、肢体浮肿、腰酸膝软、筋骨无力等。感冒所致咳喘者不宜服。此药酒除内服外，外用擦摩腰脊可补肾强骨。酒尽后取参食之。

松子酒

松子仁 70 克，黄酒 500 克。将松子仁炒香，捣烂成泥备用。将黄酒倒入小坛内，放入松子泥，置文火上煮沸，取下待冷，加盖密封，置阴凉处。3 天后开封，用细纱布滤去渣，收贮干净瓶中。每日早、中、晚各 1 次，每次用开水送服 20 ~ 30 毫升。滋阴润燥，益气生津。治气阴亏虚所致之形消体瘦、气短懒言、头晕目眩、心烦口渴、干咳少痰、心悸盗汗、皮肤干燥瘙痒、大便秘结等。便溏、滑精、胸闷苔腻、咳吐痰浊者均不宜服。

常见病处暑调治法

处暑时节，天干气燥，易产生咳嗽少痰、鼻燥口干、手足心热等症状。某些疾病在秋燥的作用下也易复发或加重，如痔疮等。

● 肺结核

结核病是由结核杆菌引起的慢性传染病，可累及全身多个脏器，但以肺结核最为常见。人体感染结核菌后不一定发病，仅于抵抗力低下时方始发病。

◈ 百合汁

鲜百合 2 ～ 3 个。将百合洗净，捣烂取汁，以温开水冲服。每日两剂。润肺止咳。适应症：肺结核咳嗽咯血以及老年慢性支气管炎伴肺气肿。

◈ 糯米薏米大枣粥

糙糯米 150 克，薏米 30 克，大枣 8 枚。按常法煮粥服食。每日 1 剂。补中益气，健脾养血。适应症：肺结核、神经衰弱、贫血等。

◈ 鲍鱼菜

鲍鱼肉、调料各适量。按常法烹制食用。每日 1 剂。滋阴养血，柔肝明目。适应痘：肺结核潮热盗汗。

◈ 枸杞粥

枸杞子 30 ～ 50 克，粳米 60 克。按常法加水煮粥食用。每日两剂。滋阴补肾，解表除热。适应症：肺结核午后低热、盗汗烦躁等。

● 风湿性心脏病

风湿性心脏病亦称风湿性心瓣膜病，是急性风湿性心肌炎所致心脏瓣膜病变。秋季天气渐凉，容易诱发此病。

◈ 鸡冠花丁香汤

鸡冠花 10 克，丁香 3 克。水煎服，每日 1 剂。清热收敛，凉血止血。适应症：风湿性心脏病。

◈ 强心茶

老茶树根 30 ～ 60 克，糯米酒 1 小杯。将老茶树根洗净切片，与糯米酒一同放入沙锅内，加水煎汤，去渣，睡前服下。每晚 1 剂。温阳利水，强心益肾。适应症：心肾阳虚、水湿泛滥型风湿性心脏病，症见心悸气喘、头晕胸闷、口渴不欲饮、小便短少、全身浮肿、恶寒肢冷、面色无华等。

🍃 双叶汤

梨树叶 20 克，竹叶 6 克。水煎服，每日 1 剂。清热除烦，解毒止痛。适应症：风湿性心脏病。

• 神经衰弱

神经衰弱是一种常见的神经性疾病，神经衰弱患者常感脑力和体力不足，容易疲劳，工作效率低下，伴有头痛、睡眠障碍，但无器质性病变。

🍃 百合蜂蜜羹

生百合 60 ~ 90 克，蜂蜜 1 ~ 2 匙。将百合洗净切碎，拌入蜂蜜蒸熟，每晚睡前服食。清心安神，润燥除烦。适应症：神经衰弱、睡眠不宁、易醒。

🍃 糯米薏米大枣粥

糙糯米 150 克，薏米 30 克，大枣 8 枚。按常法煮粥服食。每日 1 剂。健脾益气，补血养心。适应症：心脾不足型神经衰弱，症见心悸失眠、多梦易醒、胆怯不安、头晕健忘、食欲减退、食少腹胀、面色发白、神疲体倦、月经不调等。

🍃 莲子百合猪肉汤

莲子、百合各 30 克，瘦猪肉 200 克，调料适量。按常法煮汤服食。每日 1 剂。补脾益胃，养心安神。适应症：心脾不足型神经衰弱。

• 痔疮

痔疮是指肛门内外的血管肿胀。秋天空气干燥，人体水液调节功能容易紊乱，易出现大便干结、便秘等情况而诱发痔疮。

🍃 黑木耳柿饼汤

黑木耳 3 ~ 6 克，柿饼 30 克。将黑木耳、柿饼去杂洗净并切碎，加水煮汤服食。每日两剂。清热润燥，凉血止血。适应症：痔疮出血、大便干结。

🍃 香蕉方

香蕉 1 ~ 2 个。每日清晨空腹吃香蕉 1 ~ 2 个。凉血除烦，润燥通便。适应症：痔疮出血、大便干结。

🍃 赤豆当归汤

赤小豆 100 克，当归 20 克。将上两味洗净，加水煮熟，去当归，吃豆喝汤。每日 1 剂，两次分服。消肿解毒，补血活血。适应症：痔疮下血。

🍃 柿饼汤

柿饼 2 ～ 3 个。将柿饼去蒂切碎，加水煎汤服食。每日 1 剂。清热润燥，止血。适应症：痔疮出血、大便干结。

当令食物排行榜

食材	功效宜忌
香蕉	香蕉富含纤维素，对便秘、痔疮患者大有益处。常吃香蕉还可使人耳聪目明，皮肤光泽，有助于延年益寿。
葡萄	葡萄汁特别适合体弱多病者、血管硬化者和糖尿病、痛风、关节炎、风湿病、肾炎患者食用。
蜂蜜	对心脏病、肝病、高血压、肺病、眼病、糖尿病、痢疾、便秘、贫血、胃及十二指肠溃疡、关节炎、神经系统疾病、皮肤病、烫伤、冻伤等病症有一定疗效。
糯米	可煮粥、酿酒，常食对人体有滋补作用。能补中益气，养胃健脾，固表止汗，止泻安胎，解毒疗疮。可调理虚寒性胃痛、胃及十二指肠溃疡、气虚自汗、泄泻、胎动、疮痛等。还可抑制腹水型肝癌及腹腔肿瘤生长。
黄花鱼	黄花鱼具有健脾开胃、益气填精、明目安神等作用，可调理体虚纳呆、少气乏力、面黄羸瘦、眼目昏花等症。

（续表）

食材	功效宜忌
银耳	与人参、鹿茸齐名，被誉为"菌中之冠""山珍"，历代皇家贵族将银耳看作是嫩肤美容、延年益寿之上品。常食有润肺养胃、强智补血、益肾美容等功效。

附：

处暑起居宜忌

处暑时节，昼夜温差大了起来，天气的变化一时让人捉摸不定。穿厚衣服有点热，穿薄衣服太凉，如何是好？

"春捂秋冻，不生杂病"是自古以来就流传着的养生保健谚语。"秋冻"是说到了秋凉时节，不要马上把自己裹得严严实实。适当地冻一冻，可使人体的抗冷机能得到锻炼，增强御寒能力。但是"秋冻"也要有个度，既要坚持"秋冻"，又要确保不因受寒而伤身。当添衣时不添衣，导致着凉感冒，就违背"秋冻"的原意了。当冷空气活动造成气温急剧下降时，或者早、晚气温非常低时，就不要一味追求"秋冻"，应该及时、适当地增衣保暖。另外，"秋冻"也因人而异，特别是在下雨时，年老体弱者要适当增添衣服。

白露

[食疗养生篇]

时令物语

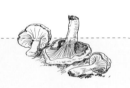

> 斗指癸为白露，阴气渐重，凌而为露，故名白露。

每年阳历 9 月 8 日左右为白露，此时天气已凉，每到夜晚，空气中的水气常在花草树木上凝结成白色的露珠，鸟类也开始准备过冬。

白露节气三候为：

一候鸿雁来；

二候玄鸟归；

三候群鸟养羞。

此意为鸿雁与燕子等候鸟南飞避寒，百鸟开始储存干果、粮食以备过冬。

同为白露节气，我国不同地区其景致也有所不同，北方已是水汽凝结，而南方有些地区仍是花香四溢，曾有"白露时分桂飘香"的说法。

白露节气还有忌风雨的说法：

白露天气晴，谷米白如银；

白露日晴，稻有收成；

白露西南风，稻谷结不成；

白露勿露身，早晚要叮咛。

从这些谚语中，我们不难看出农民朋友们对节气的重视和企盼。

俗话说："白露秋分夜，一夜冷一夜。"这时夏季风逐渐为冬季风所代替，多吹偏北风，冷空气南下频繁，日照强度减弱，温度的下降速度也逐渐加快。

白露养生：一早一晚多添衣

白露早晚气温低，正午天气仍很热，是秋天日温差最大的时候。"白露一露身，病魔就上身"这句古语告诫人们白露时节气温转凉，不能袒胸露体，以免寒气侵蚀，尤其是一早一晚更要多添些衣服。

白露时节仍应继续预防秋燥，多吃富含维生素的食品，也可选用一些具有宣肺化痰、滋阴益气功效的中药，如沙参、西洋参、百合、杏仁、川贝等。对一般家庭来说，简单实用的药膳更方便实惠。

食物是良药，如葱白、生姜、豆蔻、香菜可防治感冒；白萝卜、鲜橄榄煎汁可预防白喉；荔枝可预防口腔炎；红萝卜煮粥可预防头晕；苦瓜、芦笋、马齿苋有防癌抗癌的作用；等等。

白露食疗：调整饮食结构，防犯季节病

白露节气要避免鼻腔疾病、哮喘和支气管病的发生。因过敏而引发上述疾病者，在饮食方面更要慎重。支气管哮喘病人平时应少吃或

不吃海鲜以及生冷、辛辣、甘肥食物，如带鱼、黄花鱼、螃蟹、虾、韭菜花、胡椒等，宜清淡饮食。现代医学研究表明，高钠盐饮食能增加支气管的反应性，哮喘的发病率与食盐的销售量往往成正比，这说明哮喘病人不宜吃得过咸。

白露进补食疗方

佛手柑粥

佛手柑 10 ~ 15 克，粳米 50 克，冰糖适量。先将佛手柑加水 200 毫升，煎至 100 毫升左右，去渣取汁，与粳米同入砂锅，再加水 400 毫升左右，文火煮成稀粥，后放入冰糖，每日早、晚温热服食。健脾开胃，理气止痛，燥湿化痰。治脾虚气滞所致之食欲减退、消化不良、食后胃脘胀痛、嗳气呕吐、便溏不爽、咳嗽喘促及慢性胃炎、老年慢性支气管炎等证属脾虚气滞者。因佛手柑气香，而且又含有挥发油，故入粥不宜久熬。

糯米阿胶粥

阿胶 30 克，糯米 50 ~ 60 克，红糖适量。先用糯米煮粥，待粥将熟时放入捣碎的阿胶，边煮边搅匀，后再放入红糖，稍煮二三沸即可。每日早、晚温热服食，3 天为 1 疗程。宜间断服用，连续服食会有胸闷不舒之感。养血止血，滋阴安胎。治阴血亏虚所致之头晕眼花、面色无华、心慌心悸、失眠健忘、月经后期、经少色淡、经闭不行、胎动不安、胎漏下血、久咳咯血、吐血衄血、大便出血及肺结核咯血、支气管扩张出血等。感冒及胸闷腹胀、纳呆、舌苔厚腻者不宜服。

沙参枸杞粥

沙参 15 ~ 20 克，枸杞 15 ~ 20 克，玫瑰花 3 ~ 5 克，粳米 100 克，冰糖适量。先将沙参煎汁去渣，后取药汁与枸杞、粳米同入砂锅，再加水适量，用文火煮粥，待粥将熟时加入玫瑰花、冰糖搅匀，稍煮片刻即可。每日早、晚温热服食。滋阴润燥，养血明目。治阴血亏虚所致之干咳少痰或痰中带血、咽喉干燥、声音嘶哑、胃脘灼痛、饥不欲食、干呕呃逆、头晕眼花、两目干涩、视物模糊、手足心热等。外感风寒所致咳嗽不宜服。

🍎 人参百合粥

人参 3 克，百合 15 ~ 25 克，粳米 50 克，冰糖适量。先将人参研末，百合剥皮去须，洗净切碎，与粳米同放入砂锅，加水适量，以文火煮粥，待粥将熟时加入冰糖搅匀，稍煮片刻即可。每日早、晚温热服食。益气滋阴，润肺安神。治气阴两虚所致之心悸气短、烦渴神疲、久病形瘦、失眠健忘、心神不宁、食欲减退、久咳声低、干咳少痰，以及神经衰弱、癔病、慢性支气管炎、肺气肿、肺结核、支气管扩张、百日咳等证属气阴亏虚者。舌红苔黄，便结尿黄之实热所致咳嗽不宜服。

🍎 大枣乌梅汤

大枣 20 克，乌梅 20 克，冰糖适量。将大枣、乌梅洗干净，入砂锅加水适量，文火煎取浓汁，兑入冰糖溶化即成。滋阴益气，敛汗。治阴津亏虚所致之烦热口渴、气短神疲、盗汗不止等。

🍎 猪肺虫草汤

猪肺 250 克，冬虫夏草 15 克，精盐、味精各适量。先将猪肺除去血污，清洗干净，切成小块。将猪肺与冬虫夏草同放入砂锅，加水适量炖汤，待猪肺熟烂后加入少许精盐、味精调味，饮汤食肺。佐餐食用，适量。补肺肾，止咳喘。治肺肾气虚、气阴两虚所致之久咳干咳、胸痛咯血、气短喘促、声音低怯、腰膝酸软，或尿随咳出，以及慢性支气管炎、支气管哮喘、肺癌证属肺肾两虚者。

🍎 鲫鱼红糖甜杏汤

鲫鱼 1 条（约 500 克），甜杏仁 12 克，红糖适量。先将鲫鱼去掉鳞和腮，剖除内脏洗净，切成块。将鲫鱼与杏仁、红糖一并熬汤，鱼熟后即可饮汤食鱼（可稍拌酱油）。食鱼喝汤，适量。益气健脾，滋阴理肺。治慢性支气管炎证属气阴亏虚，症见形体消瘦、倦怠乏力、咳嗽痰多、气短喘促者。

🍎 川贝甲鱼

活甲鱼 1 只，川贝 5 克，料酒、细葱、花椒粉、味精、精盐各适量。先将甲鱼放入温热水中，使其排尽尿，剁去头，剖除内脏，清洗干净。将甲鱼放入蒸钵中，加水适量，放入川贝、料酒、花椒粉、细葱、味精、精盐，以武火蒸熟即成。佐餐食用，适量。滋阴补肺，化痰止咳。治阴虚所致干咳少痰、夜卧盗汗、心烦口渴、低热不退等。

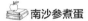

南沙参煮蛋

南沙参 50 克，鸡蛋两个。将南沙参与鸡蛋同入砂锅，加水适量煎煮，待蛋熟后，取出剥去壳，再放入药汤中稍煮即成。饮汤食蛋。滋阴降火，止痛。治阴液亏虚、虚火上炎所致之牙痛、口腔干燥等。

双参酒

西洋参 30 克，沙参 20 克，麦门冬 20 克，黄酒 800 克。将西洋参、沙参、麦门冬切成小段，共装入小坛内。将黄酒全部倒入药坛内，置炉上，文火煮沸，取下待冷，加盖密封，放置于阴凉干燥处。每日摇动数下，7 天后开封，加凉开水 200 毫升搅匀，再用细纱布过滤，收入干净瓶中。每日早、

晚用开水送服 10 ～ 20 毫升。酒服尽后，将药渣爆干为末，每次用开水送服 5 克。滋阴益气，生津润燥。治气阴两虚所致之心烦体倦、气短汗出、口渴多饮、咽干唇焦、舌燥无津、小便短少、皮肤干燥、干咳少痰、大便燥结、饥不欲食、夜卧不宁等。脾胃阳虚、寒湿内阻之脘腹胀满、食少苔腻者不宜服。勿与藜芦同服。

枸杞生地黄酒

枸杞子 250 克，生地黄 300 克，白酒 1.5 千克。将枸杞子、生地黄打碎，共置于干净瓶中。将白酒倒入瓶内，加盖密封，放置阴凉干燥处。隔日摇动数下，14 天后开封取饮。每日早、晚空腹各饮 10 ～ 20 毫升。滋阴补肾，养肝明目。治肝肾阴虚所致之腰膝酸软、烦热头晕、两目干涩、视力减退、迎风流泪、骨蒸潮热等。实热所致视物模糊者不宜服。酒饮尽可再添，至味淡薄后再重新配制。

常见病白露调治法

白露节气的气候特点就是干燥，燥邪容易耗人津液，导致人体出现口干、唇干、鼻干、咽干及大便干结、皮肤干裂等症状。

● 口腔溃疡

口腔溃疡又称溃疡性口腔炎，是由病毒或细菌感染所致。

柿霜糖

柿霜 100 克，白糖 250 克。将上两味放入锅内拌匀，加水适量，文火熬至黏稠起丝时，倒入涂有熟油的瓷盘内摊平，用刀划成小块，待凉后装瓶备用。每日适量食用。清热，润燥。适应症：心火上炎型口腔溃疡。

银花甘草茶

金银花 10 克，生甘草 3 克。将上两味放入杯中，用沸水冲泡，代茶饮用。每日 1 剂。清热解毒，润肺祛痰。适应症：心火上炎型口腔溃疡。

玫瑰花散

玫瑰花适量。将玫瑰花研为细末，每取少许吹入口腔溃疡面。每日 2 ~ 3 次。理气活血。适应症：口腔溃疡。

● 肺气肿

肺气肿是指终末支气管远端部分，包括呼吸性细支气管、肺泡管、肺泡囊及肺泡膨胀扩张，导致肺组织弹性减退和容积增大。肺气肿通常发生于支气管炎或哮喘患者，秋季是此病发作或加重的季节。

咖啡豆汤

咖啡豆（炒）6 ~ 9 克。将咖啡豆加水浓煎饮服，每日 1 剂。强心，利尿。适应症：肺气肿、肺原性心脏病、慢性支气管炎。

核桃生姜方

核桃仁 1 ~ 2 枚，生姜 1 ~ 2 片。将核桃仁、生姜片一并细细嚼食。每日早、晚各 1 剂。补肾纳气，降逆平喘。适应症：肺气肿、老年慢性支气管炎。

人参核桃汤

人参 6 克，核桃仁 25 克，生姜 10 克。水煎服，每日 1 剂，两次分服。补肺肾，定喘逆。适应症：肺气肿证属虚寒者。

● 咯血

咯血是指喉部以下呼吸道出血，经口腔咯出。

百合藕节汤

百合 9 克，藕节 6 克。水煎服。每日两剂。养阴清热，凉血止血。治咯血。

槐花散

槐花适量。将槐花炒黑研末，每服 6 ~ 9 克，每日两次，以开水冲服。凉血止血。适应症：咯血、便血。

柿饼散

柿饼 1 个。将柿饼焙干研末，每取 5 克，以温开水送服，每日 3 次。清热润肺，止血。适应症：肺热咯血。

● 高脂血症

血脂主要是指血清中的胆固醇和甘油三酯。无论是胆固醇含量增高，还是甘油三酯含量增高，或是两者含量皆增高，都称为高脂血症。

山楂荷叶茶

山楂 30 克，荷叶 10 克。将上两味洗净，水煎取汁，代茶饮用。每日 1 ~ 2 剂。清热降脂，活血祛瘀。适应症：高脂血症。

枸杞泽泻汤

枸杞子 30 克，泽泻、山楂各 15 克。水煎服。每日 1 剂，两次分服。补肾养肝，清热降脂。适应症：高脂血症。

素炒洋葱

洋葱 150 ~ 200 克，调料适量。按常法烹制食用。每日 1 剂，常食有效。化湿去痰，和胃下气，解毒杀虫。适应症：高脂血症、高血压、糖尿病等。

海带豆腐汤

水发海带 150 克，豆腐 200 克，调料适量。按常法煮汤服食。每日 1 剂。清热利水，化瘀软坚。适应症：高脂血症。

● 骨质疏松症

骨质疏松症是一种整体性骨骼疾病，因骨组织减少而导致骨骼变弱变脆，增加骨折几率。

首乌百合粥

制首乌 30 克，百合 20 克，粳米 100 克，大枣 5 枚，冰糖适量。将制首乌加水煎汤、去渣，加入洗净的百合、粳米、大枣煮为稀粥，调入冰糖服食。每日 1 剂，两次分服。滋补肾阴。适应症：肾阴虚型骨质疏松，症见头晕耳鸣、腰腿酸痛、五心烦热、失眠盗汗、口干咽燥、足跟疼痛等。

桑葚枸杞粥

桑葚、枸杞子各 30 克，粳米 100 克，白糖 20 克。按常法煮粥服食。每日 1 剂。滋补肝肾，强筋壮骨。适应症：肝肾阴虚型骨质疏松，症见视物昏花、筋脉拘急、爪甲枯脆、眩晕耳鸣、腰膝酸痛、形体消瘦、口干咽燥、五心烦热、潮热盗汗、虚烦不寐、女子月经不调或闭经、尿黄便干等。

甲鱼杞参汤

甲鱼 1 只，枸杞子 30 克，西洋参 5 克，熟地黄 10 克，调料适量。将甲鱼宰杀，去肠杂、头、爪及甲壳，洗净切块，与洗净的枸杞子、西洋参、熟地黄共置沙锅内，加水炖 1 小时，调味，吃肉喝汤。每日 1 剂。滋补肝肾。适应症：肝肾阴虚型骨质疏松。

当令食物排行榜

食材	功效宜忌
白果	中医认为，白果味甘涩、性苦平、入肺、肾经，具有敛肺定喘、燥湿止带、益肾固精、镇咳解毒等功效。可治疗肺结核、气管炎、哮喘、白带、遗精等。
柿子	有清热解毒、润肺止咳、消肿软坚、健脾益气、养胃和中之功效。柿子还有解酒之功，冬日酒后吃个冻柿子，既可解酒，又可清热解毒。
柚子	鲜果肉中含有胰岛素样成分，具有降糖作用，特别适合糖尿病患者食用。柚子具有化痰镇咳作用，是治疗老年慢性咳喘的佳品。

秋分

[食疗养生篇]

时令物语

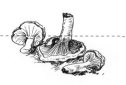

> 斗指己为秋分，南北两半球昼夜均分，又适当秋之半，故名也。

秋分节气时值 9 月 23 日前后，按旧历说，秋分刚好是秋季九十天的中分点。正如春分一样，阳光几乎直射赤道，昼夜的时间长短再次相等，可以说秋分是一个相当特殊的日子。

《春秋繁露》记载："秋分者，阴阳相半也，故昼夜均而寒暑平。"在天文学上，秋分被作为夏季的结束和秋季的开始。确切地说，北半球的秋天是从秋分开始的。

秋分节气三候为：

一候雷始收声；

二候蛰虫坯户；

三候水始涸。

意思是说，秋分时雷声停止了，接着天气变冷，蛰居的小虫开始躲入洞穴中，并用土把洞口堵上；再过几日雨水开始减少，沼泽及水洼都干涸了。这时，我国大部分地区已经进入凉爽的秋季，南下的冷空气与逐渐衰减的暖湿空气相遇，产生一次次降水，气温也一次次下降，正是到了"一场秋雨一场寒"的时候，但秋分之后的日降水量不会很大。我国华北地区有农谚说"白露早，寒露迟，秋分种麦正当时"，谚语中明确规定了该地区播种冬小麦的时间；而"秋分天气白云来，处处好歌好稻栽"则反映出江南地区播种水稻的时间。此外，劳动人民将秋分节气的禁忌也总结成谚语，如"秋分只怕雷电闪，多来米价贵如何"。

秋分后，南方地区气温普遍降至22℃，进入了凉爽的秋季。西北高原北部，日最低气温降至0℃，已可见到漫天飞雪、大地银装素裹的壮丽雪景。

秋分以后，我国南方大部分地区雨量明显减少，暴雨、大雨一般很少出现；不过，降雨日数却反而有所增加，常常阴雨连绵，夜雨率也较高。唐代著名诗人李商隐"巴山夜雨涨秋池"的名句，生动形象地描绘出南方秋多夜雨的气候特色。

秋分养生：保持阴平阳秘的状态

秋分节气已经真正进入秋季，此时昼夜时间相等，人们在养生时也应本着阴阳平衡的原则，使机体保持阴平阳秘的状态。

秋分以后天气渐凉，此时是胃病多发与复发的季节。祖国医学认为，胃肠道对寒冷非常敏感。如果防护不当，就会引发反酸、腹胀、腹泻、腹痛等症，或使原来的胃病加重。所以患有慢性胃炎的人，此时要做好胃部的保暖工作。适时增添衣服，夜晚睡觉盖好被褥。另外，胃病患者"秋冻"要适度，秋季饮食应以温、软、淡、素、鲜为宜，做到定时定量，少食多餐，使胃中经常有食物和胃酸进行中和，防止胃酸侵蚀胃黏膜和溃疡面而加重病情。另外，服药时应注意服用方法，最好饭后服用，以防刺激胃黏膜而导致病情恶化。专家认为，胃病的发生与发展与人的情绪密切相关。因此，胃病患者要保持精神愉快和情绪稳定，避免紧张、焦虑、恼怒等不良情绪的刺激；同时应注意劳逸结合，防止过度疲劳而导致胃病复发。

秋分食疗：虚则补之，实则泄之

秋分时节秋风送爽，阴阳之气均衡，饮食养生也应遵循阴阳平衡的规律，因人而宜，防止实者更实、虚者更虚而导致阴阳失衡。

秋分时节，不同的人有其不同的宜忌，对于阴气不足、阳气有余的老年人，应忌食大热峻补之品；对发育中的儿童，如无特殊原因则不宜过分进补；痰湿之人应忌食油腻；火旺之人应忌食辛辣；皮肤病、哮喘病患者应忌食虾、蟹等海产品；胃寒之人应忌食生冷食物等。

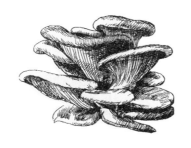

秋分进补食疗方

当归粥

当归 15 克，红枣 5 枚，粳米 50 克，白砂糖适量。先用温水将当归浸泡片刻，加水 200 毫升左右，煎浓汁约 100 毫升，去渣取汁，与粳米、红枣同放入砂锅，再加水 300 毫升左右，以文火煮至米烂汤稠，然后放入白糖，稍煮一二沸。每日早、晚空腹温热服食。补血调经，活血止痛，润肠通便。治血虚所致之月经不调、月经后期、经行腹痛、经闭不行、头晕头痛、面色无华、手足麻木、大便干结等。食欲减退、脘腹胀痛、便溏泄泻、舌苔厚腻者不宜服。

芝麻粥

黑芝麻粉 20 ~ 30 克，粳米 50 克，白砂糖适量。先将黑芝麻淘洗干净，晒干后炒熟研成细粉。粳米入砂锅加清水 500 毫升，文火煮粥，待粥将熟时，慢慢将芝麻粉调入粥内，加入白糖搅匀，稍煮片刻即可。每日早、晚空腹，温热服食。滋肾阴，养肝血，乌须发。治肝肾阴血亏虚所致之形瘦体弱、头晕眼花、须发早白、腰膝酸软、肢体麻木、经脉挛急、皮肤干燥、肠燥便秘等。便溏腹泻者不宜食。

板栗粥

板栗粉 30 克，糯米 50 克，食盐适量。先将板栗去壳切片、晒干，磨成细粉。将板栗粉与糯米同放入砂锅，加水 500 毫升左右，以文火煮粥，待粥将熟时加入少量食盐搅匀，稍煮片刻即可。每日早、晚温热服食。益气健脾，补肾强身。治脾胃气虚所致之形体消瘦、气短乏力、腹胀腹泻；肾精气亏虚所致之腰酸腿软、筋骨无力、小便频数等。大便常秘结者不宜服。

淮药芝麻酥

鲜山药 250 克，黑芝麻 15 克，白砂糖 100 克。将黑芝麻淘洗干净，炒香备用，鲜山药削去皮，切成块，入六成热的油锅翻炸至外硬里酥，捞出待用。将炒锅置火上烧热，用油滑锅后放入白糖，加水少量溶化，至糖汁成米黄色，投入炸后的山药块翻炒，使外面包上糖浆，撒上黑芝麻即成。当主食或点心食用。益气健脾，补肾固摄。治脾胃气虚所致之食欲减退、气短乏力、食后腹胀；肺气亏虚所致之久咳声怯；肾气不固所致遗精遗尿、小便频数等。

归参鳝鱼羹

当归15克，党参15克，鳝鱼肉500克，料酒、酱油、生姜、细葱、味精、精盐各适量。将鳝鱼肉洗干净，切成细丝；当归、党参切成薄片，用纱布袋装好；生姜、细葱洗净切碎。将炒锅置武火上，放入鳝鱼肉、药袋、清汤、料酒、精盐、姜、葱烧开，撇去浮沫，改用文火熬熟，捞出药袋不用，调入味精即成。佐餐食用，适量。益气补血。治气血两虚所致之神疲气短、形体消瘦、面色萎黄、头晕眼花、心悸失眠、食欲减退、妇女月经量少、经闭不行等。

羊肺汤

羊肺1具，柿霜、杏仁、绿豆粉各30克，白蜂蜜60克。先将杏仁去皮后研成细末，将柿霜、绿豆粉装入碗内，倒入蜂蜜调匀，加入适量清水，和成浓汁备用。将羊肺挤尽血污，用清水冲洗干净，再将药汁灌入肺内，装碗后加水适量，隔水蒸熟，取出后将碗中汤汁浇注在肺上即成。佐餐食用，适量。益气养阴，止咳平喘。治肺气阴两虚所致之形体消瘦、精神疲乏、心悸悸促、咳嗽不宁、口唇干燥、以及肺结核、老年慢性支气管炎、肺气肿、肺源性心脏病等证属肺气阴亏虚者。

野鸭大蒜汤

野鸭1只，大蒜50克，精盐、味精各适量。将野鸭宰杀后去净毛、嘴、爪，剖除内脏，洗干净；大蒜去皮洗干净。将大蒜放入鸭腹内，用线缝好并置砂锅中，加水适量炖汤，待肉熟后加入精盐、味精调味即成，分次饮汤食肉。佐餐食用，适量。补气养阴，利水。治慢性肾盂肾炎、慢性肾炎水肿证属气阴亏虚者，症见倦怠乏力、腰部酸软、肢体浮肿、小便不利等。

炖猪肉黑豆汤

瘦猪肉200克，黑豆30克，浮小麦50克，精盐、味精各适量。将猪肉洗干净，切成小块；浮小麦用细纱布袋包好扎紧。将猪肉与黑豆、浮小麦药袋同放入砂锅，加水适量，先用武火烧沸，后改文火煨炖，待肉熟豆烂后加入精盐、味精调味，除去药袋，饮汤食肉和豆。佐餐食用，适量。

滋阴益气，壮体止汗。治阴虚、气阴两虚所致之形体消瘦、皮肤干燥、自汗盗汗、神疲乏力、心烦气短、口渴多饮、唇舌干燥等。

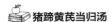
猪蹄黄芪当归汤

猪前蹄 1 只，黄芪 20 克，当归 12 克，炮穿山甲 10 克，通草 5 克，黄酒适量。先将猪蹄去净残毛，剁成小块，加水适量炖汤，蹄肉熟烂后取汤汁备用。用猪蹄汤加适量黄酒煎熬黄芪、党参、穿山甲、通草，取汤服用。每日 1 剂，连服 3 ~ 5 天。补气益血，滋阴增乳。治产后气血亏虚、阴津不足所致之无乳、乳汁稀少、神疲体倦、气短乏力、烦渴欲饮、唇舌干燥等。

常见病秋分调治法

秋分过后，天气开始变凉，如果天气变化剧烈，使人体来不及适应，就会导致一些疾病的发生。

● 白喉

白喉是由白喉杆菌引起的急性呼吸道传染病。临床变现为咽喉、鼻部黏膜充血、肿胀，并有不易脱落的灰白色假膜形成，严重者可并发心肌炎和末梢神经麻痹。本病以秋、冬季较多。

万年青根浸液

鲜万年青根茎 40 克，米醋 100 毫升。将万年青根茎洗净切片，浸入米醋内，密封贮存，5 ~ 7 日后去渣过滤，再加冷开水 200 毫升，制成 20% 的浸液。每日用量：1 岁以下服 1 毫升，1 ~ 2 岁服两毫升，3 ~ 4 岁服 3 毫升，5 ~ 6 岁服 4 毫升，7 ~ 9 岁服 5 毫升，10 ~ 12 岁服 6 毫升，13 ~ 15 岁服 7.5 毫升，16 岁以上服 10 ~ 15 毫升，分 6 次服。清热解毒，散瘀消肿。适应症：白喉。

蟾蜍明矾方

蟾蜍 170 克，明矾 340 克。将上两味共捣烂，均匀地摊于纱布上，贴于颈部，外用胶布固定。患者咽部片刻即有清凉舒适感，咽部分泌物逐渐减少。每 5 ~ 6 小时换药 1 次，一般用 5 ~ 6 次即可痊愈。解毒杀虫，燥湿利咽。适应症：白喉。

萝卜橄榄茶

萝卜 150 ~ 200 克，青橄榄 6 枚。将萝卜洗净切片，青橄榄洗净捣碎，共置锅内，加水煎汤，代茶饮用。每日 1 剂。解毒利咽，消积化痰。适应症：白喉。

• 口臭

口臭指呼出的气体和口腔吐出的气体都具有令人厌恶的臭味，常给患者造成精神负担，影响社交活动。口臭可以是局部或全身因素引起的生理现象。

丁香方

公丁香（未开放的花蕾）1 ~ 2 粒。将公丁香含于口中（时时含之）。芳香除秽。适应症：口臭。

莲子心茶

莲子心 3 ~ 5 克。将莲子心放入杯中，沸水冲泡，代茶饮用。每日 1 ~ 2 剂。清心泻火。适应症：口臭。

荷叶茶

荷叶 5 ~ 7 克。将荷叶放入杯中，用沸水冲泡，代茶饮用。每日两剂。清暑利湿，开胃消食。适应症：口臭。

• 慢性咽炎

慢性咽炎系咽黏膜的慢性炎症，常为呼吸道慢性炎症的一部分。

罗汉果猪肺汤

罗汉果 1 个，猪肺 250 克，调料适量。将猪肺切成小块，挤出泡沫、洗净，罗汉果切块，共置锅内，加水煮汤，调味食用。每日 1 剂。滋阴润肺，利喉开音。适应症：肺肾阴虚型慢性喉炎，症见声嘶日久、咽喉干燥、咽痒干咳、痰少而黏，伴见颧红唇赤、头晕耳鸣、虚烦少寐、腰膝酸软、手足心热等。

山楂陈皮汤

山楂 30 克，陈皮 15 克，红糖适量。水煎服，每日 1 剂。活血化瘀，行气祛痰。适应症：气滞血瘀型慢性咽炎，症见声音嘶哑、咽部有异物感。

橄榄大海茶

橄榄、绿茶各 6 克，胖大海 3 枚，蜜糖 1 匙。将绿茶、胖大海放入杯中，用橄榄煎汤冲泡，放温后调入蜜糖，代茶饮用。每日1剂，连服30日。清热润肺，利喉开音。适应症：肺肾阴虚型慢性咽炎。

● 便秘

便秘是指排便次数减少，每2~3天或更长时间1次，无规律性，粪质干硬，排便困难。秋季气候干燥，空气缺乏水分的滋润，人体特别容易出现便秘。

🍃 黑芝麻丸

黑芝麻适量。将黑芝麻淘洗干净，上笼蒸3次，晒干炒熟，研为细末，炼蜜为丸，每丸约6克，每服1丸，每日2~3次，黄酒送下。润肠和血，补肝胃，乌须发。适应症：习惯性便秘。

🍃 蜂蜜方

蜂蜜半杯。空腹，以温开水化服蜂蜜半杯，每日两次。长期坚持服用可见疗效。清热解毒，润燥滑肠。适应症：大便秘结、习惯性便秘。

🍃 芋头粥

芋头250克，大米60克。按常法煮粥服食，每日1剂。散结，润肠，通便。适应症：大便干结。

🍃 香蕉芝麻方

香蕉500克，黑芝麻30克。黑芝麻略炒，用香蕉蘸食。每日1剂，两次分食。润肠通便。适应症：便秘。

当令食物排行榜

食材	功效宜忌
橘子	能促进消化，祛痰止咳，保肝利胆，治疗脘腹胀满、食欲减退、咳喘等。
芝麻	具有补肝肾、润五脏之功效，可用于调理肝肾亏虚、精血不足所致之眩晕、须发早白、脱发、腰膝酸软、肠燥便秘等症。

（续表）

食材	功效宜忌
榛子	健脾和胃，润肺止咳；主治脾胃虚弱、少食乏力、便溏腹泻、咳嗽等。
红薯	红薯是一种理想的减肥食品，其热量低，富含纤维素和果胶，具有阻止糖分转化为脂肪的特殊功能。

附：

秋分起居宜忌

秋分之前有暑热的余气，故秋燥多属温燥；中秋之后秋风渐紧，寒凉渐重，所以秋燥多表现为凉燥。当然，秋燥的温凉变化还与人的体质和机体反应有关。温燥咳嗽属燥而偏热之类型，常见症状为干咳无痰或有少量黏痰，不易咯出，甚则痰中带血，伴咽喉肿痛、皮肤和口鼻干燥、口渴心烦、舌边尖红，苔薄黄而干。凉燥咳嗽属燥而偏寒之类型，症见发热轻、恶寒重、头痛鼻塞、咽痒或干痛、咯痰不爽、口干唇燥、舌苔薄白而干。

秋季身体锻炼重在益肺润燥，可练吐纳功、叩齿咽津润燥功。饮食应以清润、温润为原则，多食芝麻、核桃、糯米、蜂蜜、乳品、雪梨、甘蔗等食物，可以起到滋阴养血的作用。由于气候干燥，故应尽量少吃辛辣之品，遵守"少辛增酸"的原则，葱、蒜、姜、茴香、辣椒等要少吃。年老胃弱之人可采用晨起食粥法，如选食百合莲子粥、银耳冰糖糯米粥、杏仁川贝糯米粥、黑芝麻粥等。

寒露

食疗养生篇

时令物语

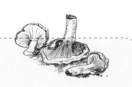

> 斗指甲为寒露，斯时露寒冷，将欲凝结，故名寒露。

寒露时值每年阳历 10 月 8 日前后，我国南方大部分地区各地气温持续下降。华南日平均气温多不到 20℃，即使在长江沿岸地区，水银柱也很难升到 30℃，而最低气温却可降至 10℃。西北高原大部则已是千里霜铺、万里雪飘的景象了。

寒露节气三候为：

一候鸿雁来宾；

二候雀入大水为蛤；

三候菊有黄华。

意思是说此时鸿雁开始向南迁徙，接着雀鸟也没有了，再过几天菊花遍地开放了。

寒露气温再一次下降，露水更加寒冷，接近地面的水汽快要凝结成霜了。《月令七十二候集解》云："露气寒冷，将凝结也。"这时，打雷的现象基本消失，降雨也少了，但有时也会出现秋雨连绵的天气。

寒露期间，我国北方地区最低气温已达 0℃，开始出现初霜冻，南方地区有时也有强冷空气南下，出现"寒露风"天气。

寒露养生：阳气收敛，保养阴精

四时养生强调"春夏养阳，秋冬养阴"。气候变冷时也正是人体阳气收敛，阴精潜藏之时，故应以保养阴精为主。也就是说，寒露养生不能离开"养收"这一原则。

肺在五行中属金，肺气与金秋之气相应。金秋之时燥气当令，此时燥邪之气易侵犯人体而耗伤肺之阴精，如果调养不当，人体会出现咽干、鼻燥、皮肤干燥等一系列秋燥症状。

除此之外，作息时间也应作相应调整。临床发现，气候变冷，脑血栓病人往往会增多。这和天气变冷、人们的睡眠时间增加有关，因为人在睡眠时，血流速度减慢，易于形成血栓。《素问·四气调神大论》明确指出："秋三月，早卧早起，与鸡俱兴。"早卧以顺应阴精之收藏，早起以顺应阳气之舒达。为避免血栓形成，应该顺应节气，分时调养，确保健康。此时适宜的膳食有大枣莲子银耳粥等，有养阴润肺、健脾和胃的功效。

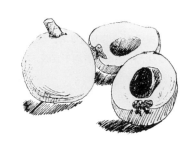

寒露食疗：滋阴润燥

寒露节气的饮食调养应以滋阴润燥（肺）为宜。古人云：秋之燥，宜食麻以润燥，此时应多食用芝麻、糯米、粳米、蜂蜜、乳制品等柔润食物，同时配合鸡、鸭、牛肉、猪肝、鱼、虾、大枣、山药等以增强体质；少食辛辣之品，如辣椒、生姜、葱、蒜等，因过食辛辣宜伤阴精。食疗的同时，精神调养也不容忽视，由于气候渐冷，日照减少，风起叶落，易引起悲秋之感，产生忧郁情绪。因此，保持良好的心态，因势利导，宣泄积郁是养生保健不可缺少的内容。

寒露进补食疗方

芡实粥

芡实粉 30 克，粳米（或糯米）50 克。先将芡实煮熟，去壳后晒干，研成细粉，与粳米同放入砂锅内，以文火慢熬成稀粥。每日早、晚空腹、温热服食。益肾固精，健脾止泻。治肾气亏虚所致之梦遗滑精、小便频多以及脾虚泄泻、带下量多等。感冒、发热者及大小便不利者均不宜服。

胡桃粥

胡桃肉 30 ~ 50 克，粳米 50 克。粳米加水 450 毫升，用文火煮粥，待粥将熟时将胡桃肉捣烂加入粥中搅匀，稍煮片刻即可。每日早、晚温热服食。补益肺肾，纳气定喘，润肠通便。治肺肾气虚所致之气短喘咳、腰膝酸痛、腿脚无力、遗精耳鸣、腰肌劳损；肺结核、慢性支气管炎、支气管哮喘、肺气肿证属肺肾气虚者；产后、病后、老年阴血亏虚所致之肠燥便秘、皮肤干燥以及泌尿系结石等。发热胸痛、痰稠色黄、舌红苔黄之实热喘咳者不宜服。

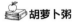 **胡萝卜粥**

粳米 250 克，新鲜胡萝卜适量。胡萝卜洗净切碎，与粳米同入砂锅加水，用武火煮至米烂粥稠。每日早、晚温热服食。补脾，健胃，明目。治脾胃气虚所致之食欲减退、消化不良、久泻久痢、营养不良；维生素 A 缺乏引起的夜盲症、角膜软化症、皮肤干燥症、小儿软骨病以及高血压、糖尿病等。本品含糖量较多，味甜易于变质，故不宜多煮久放，需现煮即食。

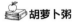 **参枣米饭**

党参 10 克，大枣 20 克，糯米 250 克，白砂糖 50 克。将党参、大枣放入锅内，加水泡发，煎煮 30 分钟左右，捞出党参、大枣、药汁备用。先将糯米淘洗干净，放在大瓷碗中，加水适量，蒸熟后扣在盘中，然后把党参、大枣放在糯米饭上。将药汁加白糖，煎成浓汁，倒在枣饭上即成。益气健脾。治脾胃气虚所致之形瘦体弱、倦怠乏力、食欲减退、腹胀便溏、心悸失眠、肢体浮肿，以及慢性胃炎、胃及十二指肠溃疡、慢性肠炎、慢性肝炎证属脾胃气虚者。

 鹌鹑肉片

鹌鹑肉 100 克，冬笋 20 克，水发香菇 15 克，黄瓜 20 克，鸡蛋清 1 个，酱油、料酒、猪油、花椒水、精盐、水豆粉、味精、清汤各适量。将鹌鹑肉洗净切薄片，用鸡蛋清和水豆粉拌匀；将冬笋、香菇、黄瓜切成片。将猪油放入锅内，烧至四五成热时将鹌鹑肉片放入，炒熟后倒入漏勺内。锅内放清汤适量，加入精盐、料酒、花椒水、酱油、冬笋、香菇和炒熟的鹌鹑肉片，烧开后撇去浮沫，放入味精，盛入碗内即成。佐餐食用，适量。补中益气，强壮五脏。治脾胃气虚、脏腑功能减退所致之形体消瘦、倦怠乏力、食欲减退、腹胀便溏、久咳气短、腰膝酸软等。

 扁豆红糖煎

白扁豆 30 克，山药 30 克，红糖适量。将白扁豆用淘米水浸泡后去皮，冲洗干净，与山药同放入砂锅，加水适量，以文火煨至扁豆烂熟，趁热加入红糖，搅匀即成。每日早、晚温热饮服，5 天为 1 疗程。健脾益气，除湿止带。治脾气亏虚所致之妇女白带量多、淋沥不尽等。

白鸽杞精汤

白鸽1只，枸杞子25克，黄精30克，味精、精盐各适量。将白鸽宰杀后去净毛，剖除内脏，洗干净后切成小块，与枸杞子、黄精同放入砂锅，加水适量，先用武火烧开，后以文火慢炖至鸽肉熟烂，加入味精、精盐调味即成。佐餐食用，适量。滋阴补血。治阴血亏虚所致之形体消瘦、腰膝酸软、头晕眼花、视物模糊、面色无华、心悸失眠、月经后期、经闭不行等。

银耳百合沙参汤

银耳12克，百合15克，北沙参12克，冰糖适量。先将银耳用清水浸泡几个小时，待其泡发胀开后再清洗干净。将银耳与百合、沙参、冰糖同入砂锅，加水适量，文火熬煎，约1小时后取汁。每日早、晚温热饮服。10天为1疗程。养阴润肺，止咳。治肺阴亏虚所致之干咳少痰、痰中带血、唇舌干燥、大便秘结，以及肺结核、慢性支气管炎、老年习惯性便秘证属肺阴亏虚者。风寒咳嗽及舌红苔黄之实热便秘者不宜服用。

大枣乌梅汤

大枣20克，乌梅20克，冰糖适量。将大枣、乌梅洗干净，入砂锅加水适量，文火煎取浓汁，兑入冰糖溶化即成。滋阴益气，敛汗。治阴津亏虚所致之烦热口渴、气短神疲、盗汗不止等。

阿胶酒

阿胶80克，黄酒500克。将阿胶碎成细块，置于小坛内。倒入适量黄酒，以能淹没阿胶为准，然后置文火上煮沸。边煮边往坛内续添黄酒，直至酒添尽，阿胶化尽，药酒约有500毫升时取下待冷，收入瓶中。每日早、中、晚空腹，各温饮20~30毫升。补血，滋阴，润肺。治血虚不荣所致之面色不华、面黄肌瘦、头晕眼花、心悸心慌、失眠健忘、四肢麻木、屈伸不利；肺阴亏虚所致之虚劳咳嗽、痰中带血等。脾胃虚弱、腹满呕吐、大便溏泻者不宜服。

常见病寒露调治法

寒露之后天气骤然转凉，可引发诸多疾病，以呼吸道及肺部疾病最为常见，慢性支气管炎、哮喘极易复发。

• 哮喘

哮喘是一种以嗜酸性粒细胞、肥大细胞反应为主的气道高反应性疾病。

✎ 柚皮百合膏

红心柚子1只（500～1000克），百合、白糖各120克。将柚子洗净，取皮切碎，与百合、白糖共置锅内，加水煎2～3小时去渣，分3天服完。连服3剂。下气化痰，润肺止咳。适应症：痰浊咳喘症见咳嗽痰多而黏腻、胸中满闷、恶心等。

✎ 白果汤

白果仁（炒）9～12克。将白果仁加水煎汤，调入白糖或蜂蜜服食。每日两剂。敛肺气，定喘咳。适应症：支气管哮喘、肺结核咳嗽。

✎ 桑叶茶

经霜桑叶30克。将桑叶煎汤取汁，代茶饮用。每日1剂。祛风散热，止咳平喘。适应症：风热痰喘。

• 慢性支气管炎

慢性支气管炎是指气管、支气管黏膜及其周围组织的慢性非特异性炎症。秋季是慢性支气管炎的高发季节。

✎ 山药甘蔗汁

鲜山药适量，甘蔗汁半杯。将山药洗净去皮，切碎捣烂，加入甘蔗汁和匀，炖热服食。每日两剂。补脾益气，润肺生津。适应症：老年慢性支气管炎、咳嗽痰喘。

✎ 柿霜方

柿霜6～9克。将柿霜以温开水冲服。每日两剂。清热润肺，化痰止咳。适应症：慢性支气管炎、干咳无痰。

✎ 罗汉果茶

罗汉果20克。将罗汉果放入杯内，沸水冲泡，代茶饮用。每日两剂。清热凉血，润肺化痰。适应症：慢性支气管炎咳嗽痰多。

双仁粥

冬瓜子仁 24 克，薏米 18 克，粳米 100 克。按常法煮粥服食。每日 1 剂。健脾利湿，化痰。适应症：慢性支气管炎。

• 脂肪肝

脂肪肝是指由于各种原因引起的肝细胞内脂肪堆积过多之病变。

山楂茶

生山楂 30 克。将山楂加水煎汤，代茶饮用。每日两剂。破气行瘀，消积化滞。适应症：脂肪肝。

蘑菇豆腐汤

蘑菇 250 克，豆腐 200 克，调料适量。按常法煮汤服食。每日 1 剂。清热润燥，益气解毒。适应症：脂肪肝。

大枣芹菜茶

大枣 10 枚，芹菜（连根）120 克。将上两味加水煎汤，代茶饮用。每日 1 剂。补中益气，平肝清热，祛风利湿。适应症：脂肪肝。

荷叶粥

鲜荷叶 1 大张，粳米 50 克，冰糖适量。将荷叶洗净切丝，煎汤去渣，放入洗净的粳米煮为稀粥，调入冰糖服食。每日 1 剂。清暑热，升脾阳，散瘀止血。适应症：脂肪肝。

• 慢性肺心病

慢性肺心病全称为慢性肺原性心脏病，是由于肺、胸廓或肺动脉血管慢性病变所致的肺循环阻力增加、肺动脉高压，进而使右心肥厚、扩大，甚至发生右心衰竭。秋季此病高发。

萝卜杏仁汤

白萝卜 1 个，杏仁 15 克，冰糖 20 克。将白萝卜洗净切片，与杏仁共置锅内，加水煎汤，调入冰糖饮服。每日 1 剂。宽中下气，止咳平喘。适应症：慢性肺心病之反复咳嗽。

鱼腥草鸭蛋汤

鱼腥草 50 克，鸭蛋 1 个，调料适量。将鱼腥草加水煎汤、去渣，打入鸭蛋搅匀，煮沸后调味服食。每日 1 剂。清热解毒，润燥止咳。适应症：慢性肺心病之反复咳嗽。

生姜红糖汤

生姜、红糖各 15 克。将生姜洗净切片，与红糖共置锅内，加水煎汤饮服。每日两剂。温中散寒，降逆化痰。适应症：慢性肺心病之风寒咳嗽。

🍃 百合小麦粥

百合、浮小麦各 30 元。按常法煮粥服食。每日 1 剂。清心润肺，除热止汗。适应症：慢性肺心病之心悸。

● 男性更年期综合征

女性更年期已为人们所熟知，而男性更年期常被忽略。男性在更年期出现的症状表现称为更年期综合征。男、女更年期症状既有相似的地方，也有不一样的地方。

🍃 首乌猪肾粥

何首乌 30 克，猪肾 1 对，小米 100 克，调料适量。将猪肾剖开，剔去筋膜臊腺，洗净切片，何首乌用纱布包好，共置砂锅内，加水煮 40 ~ 50 分钟，拣出药袋，加入淘洗干净的小米煮为稀粥，调味服食。每日 1 剂。补肝养血，补肾益精。治肝肾阴虚型男性更年期综合征，症见烦热盗汗、性情急躁、耳鸣耳聋、腰膝酸软、大便秘结、小便频数等。

🍃 核桃莲子猪肉粥

核桃仁 20 克，莲子肉、芡实各 18 克，猪肉、大米各 50 克。按常法煮粥服食。每日 1 剂。健脾补肾，益气养血。适应症：脾肾两虚型男性更年期综合征，症见头晕耳鸣、腰膝酸软、倦怠乏力、心悸气短、腹胀便溏、面色晦暗等。

🍃 银耳蛋奶

银耳 30 克，鹌鹑蛋 5 只，牛奶 150 毫升，白糖 30 克。银耳泡发，去杂洗净，撕成小片，加水煮沸 3 ~ 5 分钟，打入鹌鹑蛋搅匀，加入牛奶再煮沸，调入白糖即成。每日清晨空腹服 1 剂。滋阴润燥，补虚益气。适应症：男性更年期综合征之潮热盗汗、口干咽燥、疲乏无力等。

当令食物排行榜

食材	功效宜忌
小米	小米中色氨酸含量为谷类之首，色氨酸有调节睡眠的作用。中医认为，小米有清热解渴、健胃除湿、和胃安眠等功效。用小米煮粥，睡前服用，易使人入睡。
油菜	油菜有散血消肿的作用；可辅助治疗产后瘀血腹痛、丹毒疮疡等。油菜还有预防胰腺癌和明目的作用。
平菇	平菇性微温、味甘，对更年期综合征有调节作用，还能抑制癌细胞生长和繁殖。常食平菇可改善人体新陈代谢，增强体质。
哈密瓜	有生津止渴、除烦利尿之功效，可用于食少口渴及热结膀胱、小便不利等。哈密瓜的瓜蒂具有催吐作用，能吐下痰涎及宿食。

附：

寒露起居宜忌

对于老年人来说，此时真可谓多事之秋，很多疾病都会危及老年人的生命。其中最应警惕的便是心脑血管疾病。这是因为：第一，低温可使体表血管弹性降低，外周阻力增加，使血压升高，进而导致脑血管破裂出血。第二，寒冷刺激还可使交感神经兴奋，肾上腺皮质激素分泌增多，从而使小动脉痉挛收缩，增大外周阻力，使血压升高。

第三，寒冷还可使血液中纤维蛋白原的含量增加，血液黏稠度增高，促使血栓形成。因此老年人从寒露节气开始要注意防寒保暖，合理调节饮食起居，少吃油腻食物，禁烟酒，保持大便通畅；保持良好的情绪，切忌发怒；清晨如厕时应改蹲式为坐式，大便时间不能太长；随时注意病情变化，定期去医院检查，服用必要的药物，防患于未然。

另外，中风、老年慢性支气管炎、哮喘、肺炎等疾病也严重地威胁着老年人的生命安全。研究表明，10月至11月是高血压病发作的第一个高峰期，而90％以上的中风病人都有高血压病史。因此，此时中风病人明显增多。预防中风要重视高血压等原发病的治疗，做好家庭急救与护理。

霜降

[食疗养生篇]

时令物语

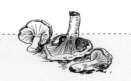

斗指巳为霜降，气肃，露凝结为霜而下降，故名霜降也。

霜降节气在每年阳历 10 月 23 日左右，是秋季的最后一个节气，亦是秋季到冬季的过度节气。《月令七十二候集解》记载："九月中，气肃而凝，露结为霜矣。"此时我国南方地区进入了秋收秋种的大忙季节，而黄河流域一般多出现初霜。民间常有"霜降无霜，来岁饥荒"的说法，我国少数民族集居地云南更有"霜降无霜，炕头无糠"之说。

霜降节气三候为：

一候豺乃祭兽；

二候草木黄落；

三候蛰虫咸俯。

这是说，此节气可以看到这样的景象：豺狼将捕获的猎物先陈列再食用，树叶枯黄零落，虫儿准备冬眠了。

霜降养生：防寒保暖

霜降时节，由于寒冷刺激，人体植物神经功能易紊乱。深秋及冬天外出，气温较低，且难免吞入一些冷空气，可引起胃肠黏膜血管收缩，使其缺血缺氧，破坏胃肠黏膜的屏障功能，不但对溃疡的修复不利，还可导致新的溃疡出现。寒冷的季节里，常有人以烧酒御寒，这样更加刺激胃黏膜，可使溃疡面扩大，使病情加重，甚则引起消化道出血。因此，溃疡病人在寒冷的深秋及冬天要特别注意保养。

此时天气寒冷，老年人极易患上"老寒腿"即膝关节骨性关节炎。老年人入秋后要注意膝关节的保健。首先应注意膝关节的保暖防寒；其次要进行合理的体育锻炼，如打太极拳、慢跑、做体操等，活动量以身体舒适、微有汗出为度，且贵在持之以恒。

霜降食疗：饮食多样化

霜降已进入深秋之季，秋季五行属金，对应五脏为肺。中医认为春要升补，夏要清补，长夏要淡补，秋要平补，冬要温补，因而此时应当平补。

霜降节气倡导饮食多样，可食用以下食物进行食疗。大枣、豆腐、白菜、牛奶、胡萝卜可健脾和胃；苹果、柚子、橘子、菠萝可防脂肪积聚，生津止渴；海带、紫菜、黑豆、黄豆、绿豆、赤豆、小米可防血管硬化；核桃、榛子、松子、板栗、花生等坚果类食品有益骨质健康；人参健脾丸、参苓白术丸、四君子丸、香砂养胃丸健脾养胃。

霜降进补食疗方

红薯粥

新鲜红薯 250 克，粳米 200 克，白砂糖适量。将红薯洗干净，连皮切成小块，加水与粳米同煮稀粥，以薯烂米熟为度，待粥将成时加入白糖，再煮二三沸即可。每日早、晚温热服食。健脾养胃，益气通乳。治脾胃气虚所致食欲减退、小儿疳积、乳汁稀少、维生素 A 缺乏症、夜盲症、大便秘结或带血等。糖尿病患者不宜选用。

海参粥

海参 5 ~ 10 克，粳米（或糯米）100 克。先以温水将海参浸泡数小时，剖洗干净，切成细片，与粳米（或糯米）同放入砂锅，加水 500 ~ 800 毫升，以文火煮至参烂粥稠。每日早晨空腹温热服食。养血益精，补肾抗衰。治精血亏虚所致之形瘦体弱、精少遗精、小便频数、夜尿多及肺结核、神经衰弱、血友病等。产后、病后及中老年精血亏虚者经常服食，能抗衰老，延年益寿。

胡萝卜粥

粳米 250 克，新鲜胡萝卜适量。将胡萝卜洗净切碎，与粳米同入砂锅加水，用武火煮至米烂粥稠即可。每日早、晚温热服食。补脾，健胃，明目。治脾胃气虚所致之食欲减退、消化不良、久泻久痢、营养不良、高血压、糖尿病等。

补脾糕

肥膘猪肉 200 克，党参 25 克，干姜 15 克，白术 20 克，甘草 8 克，红糖 150 克，干淀粉 100 克，菜油、饴糖各适量，鸡蛋清 4 个。将猪肉洗干净，切成粗丝，入沸水锅中余去油腻，晾干水分备用。将党参、白术、干姜、甘草去净灰渣，切片烘干，研成细末；鸡蛋清与干淀粉调成蛋清粉，将肉丝与中药粉末调拌均匀，加入蛋清粉调匀。将炒锅置中火上，下入菜油烧至七成热时，再将肉丝抖散成条，入油锅内炸脆捞出。将红糖入锅熬起泡时，加入饴糖、肉丝，随即离火炒匀，倒入瓷盘，用锅铲按压成约两厘米厚的肉糕，晾凉后切成条形方块即成。佐餐食用，适量。温中，益气，健脾。治脾胃虚寒所致之脘腹冷痛、不思饮食、呕吐清水、四肢不温、腹胀腹泻、便质清稀；慢性胃炎、胃及十二指肠溃疡、幽门梗阻、慢性肠炎等证属脾胃虚寒者。

首乌猪肝片

何首乌50克，鲜猪肝250克，水发木耳25克，料酒、酱油、醋、菜油、湿淀粉、生姜、细葱、青菜叶、清汤、味精、精盐各适量。将何首乌洗干净，以文火熬取浓药汁备用。将猪肝洗净后切成片，加入首乌药汁、湿淀粉的一部分，放入少许精盐，搅拌均匀，把另一部分药汁、湿淀粉和酱油、料酒、精盐、醋、清汤兑成汤汁备用。将木耳、青菜叶、生姜、细葱洗干净，姜、葱切碎。将炒锅置武火上，下入菜油，烧至七八成热时放入拌好的猪肝片滑透，用漏勺沥去余油，在锅内留油约50克，下入生姜略炒后再下猪肝，同时将木耳、青菜叶入锅翻炒片刻，倒入汤汁拌匀，淋少许明油，放入葱花，起锅即成。佐餐食用，适量。补血养肝，益肾填精，乌发明目。治肝肾精血亏虚所致之头晕耳鸣、须发早白、稀疏斑秃、头痒发枯、眼目干涩、腰膝酸软、肢体麻木，以及慢性肝炎、冠心病、高血压、高脂血症、神经衰弱证属精血亏虚者。

糯米酒鸡蛋

糯米酒适量，鸡蛋两个。将鸡蛋打入碗内搅匀；糯米酒置火上煮沸后倒入鸡蛋，冲熟即成。温脾胃，益气血。治产后气血亏虚所致神疲乏力、面色不华、头晕眼花、手足麻木不温等。

四物炖鸡汤

母鸡1只，当归10克，熟地黄10克，白芍10克，川芎8克，料酒、胡椒粉、生姜、细葱、味精、精盐、清汤各适量。将鸡宰杀后除净毛，剁去脚爪，清除内脏，冲洗干净，入沸水锅中汆一下。将当归、熟地黄、白芍、川芎洗净，切成薄片，用纱布袋装好，扎紧口；生姜、细葱洗净，姜切片，葱切节。备用。将砂锅置武火上，掺入清汤，放入鸡。药袋烧开后撇去浮沫，加料酒、姜、葱，改用文火炖至鸡肉烂熟，骨架松软，拣去药袋、姜、葱，加入精盐、味精、胡椒粉调味即成。佐餐食用，适量。益血补虚。治心肝血虚所致之面色无华、头晕眼花、心悸失眠、多梦健忘、手足麻木、屈伸不利、月经推后、经后小腹空痛等。

灵芝猪蹄汤

灵芝 30 克，黄精 15 克，鸡血藤 15 克，黄芪 18 克，猪蹄 250 克，味精、精盐各适量。将猪蹄去净残毛，刮洗干净，剁成小块。将灵芝、黄精、鸡血藤、黄芪洗净，用纱布袋装好，扎紧口与猪蹄同入砂锅，加水适量，先以武火烧开，后改文火慢炖至猪蹄烂熟，捞出药袋不用，加入味精、精盐调味即成。佐餐食用，适量。益气补血。治白细胞减少证属气血两虚者。

三圣酒

人参 20 克，山药 20 克，白术 20 克，白酒 500 克。将上药打碎，用宽大的细纱布袋装好，扎紧口备用。将白酒倒入砂器内，放入药袋，文火煮数百沸，取出待凉，加盖密封，置于阴凉处。7 日后开封，细纱布过滤，贮入干净瓶中。每日早、中、晚空腹温饮 10 ~ 20 毫升。酒服尽，药渣爆干为末，每次用温开水送服 6 克。补元气，健脾胃。治脾胃气虚、元气亏损所致之体虚气弱、食欲减退、腹胀久泻等。阴虚火旺者不宜服。不善饮白酒者可改用黄酒。

龙眼茶

龙眼肉 5 ~ 10 枚。将龙眼肉放入碗中，隔水蒸熟取出，再放入茶杯，开水冲泡，代茶饮服。补气血，益心脾，安神志。治心脾气血亏虚所致之心悸怔忡、失眠多梦、记忆力减退、头晕眼花、神疲乏力、食欲减退、贫血、神经衰弱等。经常饮服能延年益寿。

常见病霜降调治法

霜降时节天气渐寒，气候干燥，易引发某些痼疾。下面介绍几种疾病的霜降调治法。

● 偏头痛

偏头痛是常见的血管性头痛，秋季气候干燥，常会引发此类痼疾。

◈ 萝卜汁冰片方

鲜萝卜（辣者佳）适量，冰片少许。将萝卜洗净切碎，捣烂取汁，加入冰片调匀，备用。使用时先令患者仰卧，然后取汁缓缓注入鼻孔，左痛注右，右痛注左。行气祛邪，开窍止痛。适应症：偏头痛。

◈ 白果汤

带壳生白果 5 克。将白果洗净捣烂，加水煎服。每日 1 剂，两次分服。温肺益气，降浊。适应症：偏头痛。

◈ 牛蒡子散

牛蒡子 100 克。将牛蒡子炒熟，研为细末，每服 9 克，每日两次，开水冲服。散风宣肺，清热解毒，利咽散结。适应症：偏头痛、感冒头痛等。

● 腰痛

腰痛可能是几十种疾病共有的临床表现之一。人体头颈、双上肢及躯干的重量全部由腰承担，腰部又是连接胸腔、腹腔、盆腔的中枢地带。因此，腰痛可以是这些结构中的组织、器官病变的表现。

◈ 丝瓜藤散

丝瓜藤（连根）适量。将丝瓜藤焙干，研为细末，每服 3 克，每日两次，黄酒送服。舒筋，活血，止痛。适应症：肾虚腰痛。

◈ 刀豆根汤

刀豆根 30 克。将刀豆根洗净，加酒、水各半，煎汤饮服。每日 1～2 剂。祛风除湿，行血通径。适应症：风湿性腰痛。

◈ 茶醋饮

茶叶 6 克，米醋 50 毫升。将茶叶用 200 毫升沸水冲沏，兑入米醋，1 次服下。缓急止痛，活血散瘀。适应症：腰痛难转。

◈ 生姜草乌外用方

生姜 1 块，草乌 1 个，精盐少许。将生姜、草乌洗净晾干，加精盐后捣烂研细，用酒炒热，以布包敷熨烫腰痛处，冷则再炒再敷。祛风散寒，止痛。适应症：慢性腰痛。

● 女性更年期综合征

更年期综合征是围绝经期妇女因卵巢功能衰退或丧失，以致雌激素水平下降所引起的症候群。

☙ 百合大枣汤

百合30克，大枣15枚，冰糖适量。按常法煮汤服食，每日1剂。润肺清心，养血安神。适应症：更年期综合征之失眠多梦、虚烦惊悸等。

☙ 羊肉板栗汤

精羊肉150克，板栗肉30克，枸杞子20克，精盐适量。按常法煮汤服食。每日1剂，连服5～7日。补肝益肾，益气养血。适应症：肝肾不足型更年期综合征，症见眩晕心悸、腰膝酸软、失眠健忘等。

☙ 银耳大枣汤

银耳20克，大枣15枚，白糖适量。按常法煮汤服食。每日1剂，连服10～15日。滋阴润燥，养血安神。适应症：更年期综合征之阴虚火旺、心烦、潮热盗汗、心悸失眠等。

● 前列腺炎

前列腺炎是成年男性的常见病，常见症状为尿急、尿频、尿痛、滴白、腰痛，甚者可引起性功能障碍。

☙ 双根赤豆粥

白茅根、芦根各50克，赤小豆30克，粳米100克。将白茅根、芦根加水煎取浓汁，兑入赤小豆、粳米粥内，再煮一二沸即成。每日1剂，两次分服。清热解毒，利尿消肿。适应症：湿热型前列腺炎。

☙ 参芪枸杞粥

党参、黄芪各30克，枸杞子10克，粳米100克。将前3味加水煎取浓汁，兑入粳米粥内，再煮一二沸即成。每日1剂，两次分服。健脾补肾。适应症：脾肾亏虚型前列腺炎，症见小便有余沥、神疲、纳呆、腰膝酸软等。

☙ 南瓜子方

生南瓜子30克。将南瓜子去壳后嚼食，每日1剂。驱虫消肿。适应症：慢性前列腺炎。

当令食物排行榜

食材	功效宜忌
竹荪	竹荪具有预防肿瘤的作用，能保护肝脏；还可减少腹壁脂肪的积存，从而达到降血压、降血脂和减肥的效果。
鸡肉	有补中益气、健脾胃、强筋骨之功效，对营养不良、乏力疲劳、贫血虚弱等症有较好的食疗作用。
石榴	有生津止渴、涩肠止泻、促进消化之功效。石榴皮和石榴树根皮对人体寄生虫有麻醉作用，是驱虫杀虫要药，可用于治疗虫积腹痛、疥癣等。

立冬

[食疗养生篇]

时令物语

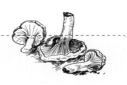

斗指西北维为立冬，冬者终也，立冬之时，万物终成，故名立冬也。

立冬节气大约是每年阳历 11 月 7 日左右。立冬是冬季的第一个节气。农历习惯将这一天作为冬天的开始。

《月令七十二候集解》上说："立开始也，冬终也，万物收藏也。"也就是说冬天作为一年的终了，此时农事结束了，作物收割之后要被收藏起来。

立冬节气三候为：

一候水始冰；

二候地始冻；

三候雉入大水为蜃。

就是说此时水已经能结成冰，土地开始冻结。接着一些野鸡类的大鸟便不多见了，而海边却可以看到外壳与野鸡颜色相似的大蛤。立冬时节，北半球获得的太阳辐射量越来越少，由于此时地表下半年储存的热量还有一定剩余，所以一般还不太冷。晴朗无风之时常有温暖舒适的"小阳春"天气，不仅十分宜人，对冬作物的生长也十分有利。但是，这时北方冷空气已具有较强的势力，常频频南侵，有时形成大风、降温及伴有雨雪的寒潮天气。而根据气象部门的长期观测，11月是寒潮出现最多的月份。剧烈的降温，特别是冷暖异常的天气对人们的生活、健康以及农业生产均有不利影响。注意气象预报，根据天气变化及时做好防护显得十分重要。

立冬养生：敛阴护阳

立冬是一个十分重要的节气，也是人们进补的最佳时期。中医学认为这一节气是阳气潜藏、阴气盛极之时。人类虽没有冬眠之说，但民间却有立冬补冬之习俗。每逢这天，很多地方的人们都会以不同的方式进补山珍野味，认为这样到了严冬，才能抵御严寒的侵袭。《素问·四季调神大论》指出：冬天是天寒地冻、万木凋零、生机潜伏闭藏的季节，人体的阳气也随着自然界的转化而潜藏于内。因此，冬季养生应顺应自然界闭藏之规律，以敛阴护阳为根本。在精神调养方面应保持情绪安宁，含而不露，使体内阳气得以潜藏。起居调养方面强调"早卧晚起，必待日光"。也就是说，早睡晚起，日出而作，保证充足睡眠，有利于阳气潜藏，阴精蓄积。

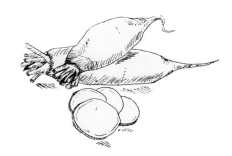

立冬食疗：冬令进补，辨清体质不盲目

立冬又叫"交冬"，民间有"入冬日补冬"的食俗。进食人参、鹿茸、狗肉、羊肉、鸡鸭等是较流行的补冬方式。我国河东水西"老天津卫"，立冬有吃楼瓜饺子的风俗。楼瓜又称窝瓜、番瓜、饭瓜和北瓜，是北方一种常见的蔬菜。楼瓜一般是在夏天买的，存放在小屋里或窗台上，经过长时间糖化，到了立冬这天做成饺子馅，味道与夏天的楼瓜馅不同，蘸醋加蒜吃，别有一番滋味。中医认为：寒为阴邪，常伤阳气。人体阳气好比天上的太阳，赐予自然界光明与温暖，失去它万物就无法生存。同样，人体如果没有阳气，将失去新陈代谢的活力。所以，立冬后的起居调养切记"养藏"二字。饮食调养要遵循"秋冬养阴""无扰乎阳""虚者补之，寒者温之"的古训。

需要注意的是，我国幅员辽阔，地理环境各异，人们的生活方式不同，同属冬令，西北地区与东南沿海的气候条件迥然有别。冬季西北地区天气寒冷，宜进补大温大热之品，如牛、羊、狗肉等；而长江以南地区虽已入冬，但气候较西北地区要温和得多，应以清补甘温之味为宜，如鸡、鸭、鱼类；雨量较少且气候干燥的地区，则应以甘润生津之果蔬及冰糖为宜。此外还要因人而异，因为食有谷、肉、果、菜之分，人有男、女、老、幼之别，体（体质）有虚、实、寒、热之辨。中医认为，少年重养，中年重调，老年重保，故冬令进补应根据实际情况有针对性地选择清补、温补、小补、大补，万不可盲目进补。

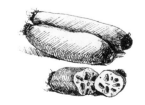

立冬进补食疗方

参杞粥

党参 15 ~ 20 克，枸杞 15 克，大枣 5 ~ 10 枚，粳米 100 克，红糖适量。将党参切碎，枸杞、大枣洗干净，与粳米同放入砂锅，加水适量，以文火煮粥，待粥将熟时加入红糖搅匀，稍煮片刻即可。每日早、晚温热服食。补血养肝，益气健脾。治血虚气亏所致之头晕眼花、面色萎黄、神疲气短、食欲减退、便溏腹泻、手足麻木、心悸心慌、月经量少等。

海参粥

海参 5 ~ 10 克，粳米（或糯米）100 克。先以温水将海参浸泡数小时，剖洗干净，切成细片，与粳米（或糯米）同入砂锅，加水 500 ~ 800 毫升，以文火煮至参烂粥稠为度。每日早晨空腹温热服食。养血益精，补肾抗衰。治精血亏虚所致之形瘦体弱、性功能减退、精少遗精、小便频数、夜尿多及肺结核、神经衰弱、血友病等。产后、病后，中老年精血亏损者，经常服食，能抗衰并延年益寿。

羊骨糯枣粥

红枣 20 ~ 30 枚，羊胫骨 1 根，莲子肉 15 克，糯米 50 克，红糖适量。先将羊胫骨打碎，熬汤取汁，后与红枣、莲肉、糯米同放入砂锅，再加水适量，以文火煮粥，待粥熟时加入红糖搅匀，稍煮片刻即可。每日早、晚温热服食。益气血，健脾胃，补肝肾，强筋骨。治脾胃虚弱、气血亏虚所致之神疲乏力、头晕眼花、食欲减退、心悸不宁、失眠多梦、面色萎黄；肝肾阴血亏虚所致之腰脊酸痛、筋骨痿软无力，以及营养不良性贫血、再生障碍性贫血、血小板减少性紫癜等证属阴血虚者。平素胸闷困重、咳吐痰油、舌苔厚腻者不宜服。

红烧龟肉

龟 1 只（750 ~ 1000 克），菜油、料酒、生姜、细葱、花椒、酱油、冰糖各适量。将龟放入盆中，加热水（约 40℃）使其排尿，宰去头足，去龟壳、内脏，将龟肉洗干净，切成块；姜、葱洗净，切碎备用。锅中放入菜油烧热后下入龟肉块，反复翻炒，再加入姜、葱、花椒、冰糖，烹以酱油、料酒，加适量清水。将锅置炉上，以文火煨烧至烂熟即成。佐餐食用，适量。滋阴补血。治阴血亏虚所致之头晕目眩、午后低热、骨蒸劳热、形体消瘦、心悸心烦、久咳咯血、便血等。

当归烧狗肉

狗肉 1.5 千克，当归 30 克，肉桂 10 克，鲜橘叶 10 克，料酒、酱油、菜油、味精、精盐各适量。先将狗肉洗干净，放入清水锅内煮开后除去血水，切成方块；橘叶洗净后捆成把备用。将炒锅置武火上，下菜油烧至七成热时放入狗肉煸炒，煸干水分后，烹入料酒继续炒片刻，加酱酒、精盐炒匀后加入清水、当归、肉桂、橘叶烧开，再一并倒入砂锅内，以文火煨至狗肉熟烂，拣去橘叶、当归、肉佳，调入味精即成。佐餐食用，适量。益肾壮阳，补血活血。治肾阳亏虚所致之形寒怕冷、四肢不温、腰膝冷痛、精冷质稀、遗精早泄、耳聋耳鸣、小便不利、肢体浮肿、小便频数、夜尿尤多、妇女小腹不温、月经后期、月经量少、色淡暗或有血块等。

枸杞雏鸽汤

雏鸽 3 只，枸杞子 30 克，清汤、料酒、生姜、细葱、味精、精盐各适量。将雏鸽宰杀后去净毛，剖开洗净，每只剁为 4 块，然后入开水中余透捞出，洗去血沫备用。将枸杞子、生姜、细葱分别洗干净，姜切片，葱切节。将鸽肉块放在盘子里，再放上枸杞、姜片、葱节、料酒，加入清汤适量，蒸熟后拣去姜、葱，调入味精、精盐即成。食肉渴汤，适量。益阴血，补肝肾。治肝肾阴血亏虚所致之腰膝酸软、头晕眼花、耳鸣失聪、消渴多饮、妇女月经量少、月经后移或经闭不行等。

冬虫草酒

冬虫夏草 40 克，白酒 500 丸。将冬虫夏草捣碎，装入干净瓶中，倒入白酒，加盖密封，放置于阴凉干燥处。经常摇动，7 日后即可开封取饮。每日早、中、晚空腹各饮 10～20 毫升。补肾益肺，止咳平喘。治肾阳亏虚所致之腰膝酸痛、梦遗泄精，自汗失眠；肺肾气虚所致之神疲乏力、气短咳喘、咳则小便出、盗汗、饮食减少、久病体弱等。感冒所致咳喘不宜服。

🍎 雪莲酒

雪莲 60 克，白酒 500 克。将雪莲切碎，用纱布袋装好，扎紧口备用。将酒倒入干净小坛内，放入药袋，加盖密封，置阴凉干燥处。每日摇动数下，7 日后静置，见色微红即可取饮。每日早、晚各饮 10 毫升。壮阳散寒，温经止痛，兼祛风湿。治阳气亏虚或兼挟寒湿所致之腰膝酸痛、软弱无力、四肢不温、小腹冷痛、阳痿不举、精冷稀少、关节疼痛、妇女月经后期、经行腹痛、经闭不行、带下量多等。孕妇忌服。雪莲有锦头莲、水母莲、大苞莲之分，本药酒用前二者为佳。腰酸、阳痿者可加冬虫夏草 20 克，效果更佳。不善饮白酒者可改用黄酒配制。

常见病立冬调治法

立冬后，一些"喜冷"病菌一天天"活跃"起来，试图趁着天寒入侵人体，导致人体生病。

● 呃逆

呃逆是气逆上冲，令人不能自主的病症。冬季人体常会吸入冷空气而出现此类症状。

🍃 刀豆生姜汤

老刀豆（豆粒带壳）15～30 克，生姜 3 片，红糖适量。将老刀豆、生姜加水煎汤去渣，调入红糖饮服。每日 1 剂，两次分服。温中散寒，和胃降逆，止呃。适应症：虚寒呃逆。

🍃 柿蒂刀豆汤

柿蒂 3～5 个，刀豆 15～18 克。水煎服，每日 1 剂。降逆止呃。适应症：呃逆不止。

🍃 生姜方

生姜 1 块。将生姜洗净切片，每取 1 片，放入口中咀嚼，边嚼边咽姜汁，连嚼 2～3 片即可见效。温中散寒，和胃降逆。适应症：胃寒呃逆。

芥菜汤

芥菜 250 克，生姜、红糖各适量。按常法煮汤饮服。每日 1 剂，两次分服。温中下气。适应症：胃寒呃逆。

● 腹痛

引起腹痛的原因很多，几乎涉及各科疾病。冬季人体常因感受风寒而出现腹痛。

山楂丁香酒

山楂 6 克，丁香两粒，黄酒 50 毫升。将山楂、丁香放入黄酒内，浸泡 10 分钟，隔水炖沸 10 分钟，趁热 1 次服下。每日两剂。温中散寒，止痛。适应症：伤寒腹痛、腹胀、吐泻等。

姜茶

生姜、陈茶叶各 12 克。将生姜洗净捣烂，与茶叶共置杯中，沸水冲泡，代茶饮用。每日两剂。温中散寒，止痛。适应症：寒性腹痛，症见脐腹绞痛，遇冷则甚，得热痛减，口不渴，小便清长等。

红糖酒

红糖 15 克，黄酒 50 毫升。将红糖、黄酒放入小锅内煮沸，趁热顿服。每日 2 ~ 3 剂。温中散寒，止痛。适应症：寒性腹痛、腹泻等。

● 贫血

贫血是临床最常见的症状之一，然而它不是一种独立疾病。一旦发现贫血，必须查明原因。

糯米薏米大枣粥

糙糯米 150 克，薏米 30 克，大枣 5 枚。按常法煮粥服食，每日 1 剂。健脾益气，补血养心。适应症：脾胃虚弱所致之贫血，伴食欲减退、食少腹胀、面色发白、身体消瘦、神疲体倦、心悸失眠等，妇女或可见月经不调。

猪皮汤

猪皮 100 ~ 150 克，红糖适量，黄酒少许。将猪皮洗净切块，与黄酒共置锅内，加水煮熟，调入红糖服食，每日 1 剂。滋阴润燥，养血和血。适应症：失血性贫血。

归杞鸡肉汤

当归 15 克，枸杞子 20 克，鸡肉 150 克，调料适量。将鸡肉洗净切块，当归、枸杞子洗净，一同放入碗内，加调料及清水适量，上笼蒸 1 小时，吃肉喝汤。每日 1 剂。温中益气，养血活血。适应症：贫血。

● 中风

中风是脑血管疾病的俗称，多见于老年人。近十几年来，中风的发病率愈来愈高。中风可以分为出血性和缺血性两种，冬季是此病的高发期。

🍃 黑芝麻丸

黑芝麻适量。将黑芝麻淘洗干净，重复蒸 3 次后晒干，炒熟研细，炼蜜为丸，每丸 6 克，每服 1 丸，每日 2 ~ 3 次，温黄酒送下。补肝肾，祛风湿，润肠和血。治中风偏瘫、慢性便秘。

🍃 槐花方

槐花适量。将槐花放入锅内，以文火微炒，每取 3 ~ 5 粒于口中嚼食，每日 3 ~ 5 次。清热泻火，凉血止血。适应症：中风失语。

🍃 山楂荷叶茶

山楂 15 克，荷叶 12 克，茶叶 3 克。将上 3 味水煎取汁，代茶饮用。每日 1 剂。清热强心，活血化瘀。适应症：中风。

🍃 双山茶

山楂、山绿茶（冬青科海南冬青）各 15 克。将上药水煎两次，取汁混匀，代茶饮用。每日 1 剂。清热解毒，活血通脉，消肿止痛。适应症：中风后遗症之偏瘫。

当令食物排行榜

食材	功效宜忌
卷心菜	多吃卷心菜可增进食欲，促进消化，预防便秘。对胃痛、腹胀、慢性胆囊炎和慢性溃疡有一定疗效。

（续表）

食材	功效宜忌
牛肉	有补中益气、养胃健脾、强筋健骨及利水消肿的作用。慢性腹泻、脱肛和面足浮肿者，可取适量牛肉切碎，炖成浓稠的汁，每天适量饮用。
核桃	有补肾固精、温肺定喘、润肠通便、利尿消石的功能。可用于肾虚腰痛、须发早白、头晕耳鸣、肺虚久喘、肠燥便秘、尿路结石等症。
葵花籽	降血压，降血脂，促进血液循环；抗氧化，防衰老，预防癌症和心血管疾病。

附：

立冬起居宜忌

立冬后，我国北方室内开始安置炉火或供应暖气了。长时间生活在使用取暖器的环境中，易患呼吸系统疾病。冬天气候本来就十分干燥，使用取暖器使环境中相对湿度大大下降，空气更为干燥，会使鼻咽、气管、支气管黏膜脱水，弹性降低，黏液分泌减少，纤毛运动减弱，不利于对有害物质的防御，容易诱发和加重呼吸系统疾病。此外，干燥的空气使皮肤表皮细胞脱水，皮脂腺分泌减少，不利于皮肤保养。因此，使用取暖器的家庭应注意居室的湿度。可准备一只湿度计，如相对湿度低了，可向地上洒些水，或用湿拖把拖地板，或者在取暖器周围放盆水，以增加湿度。如在居室内养上两盆水仙，不但能调节室内相对湿度，还会使居室显得春意融融。

小雪

[食疗养生篇]

时令物语

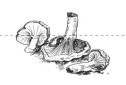

斗指己，斯时天已积阴，寒未深而雪未大，故名小雪。

小雪在每年阳历 11 月 22 日前后，意思是刚开始降雪，但还不到大雪纷飞的时候。另外民间还流传着"小雪对小暑""大雪对大暑"的说法，意思是小雪节气的天气和小暑节气的天气有一定对应关系。

小雪节气三候为：

一候虹藏不见；

二候天气上升；

三候闭塞成冬。

意思是说，此时由于不再有雨，彩虹便不会出现了；由于天空中的阳气上升，地面的阴气下降，导致天地不通，阴阳不交，所以天地闭塞，万物失去了生机。

大雪以前降雪机会极少，即使隆冬时节也很难观赏到"千树万树梨花开"的迷人景色。

小雪养生：注意情志调节

小雪后，天气常是阴冷晦暗的，此时人们的情绪也会受到影响，特别是抑郁症患者的病情更易加重。医学研究发现，在与抑郁症相关的神经递质中，脑内 5– 羟色胺功能与季节变化密切相关。春夏两季，5– 羟色胺功能最强，而秋冬两季最弱。日照时间减少，会引起抑郁症患者脑内 5– 羟色胺缺乏，随之出现失眠烦燥、悲观厌世等一系列症状。中医认为，抑郁症乃七情过激所致，七情包括喜、怒、忧、思、悲、恐、惊七种情志的变化。人们在日常生活中时常会出现七情变化，属正常的精神活动，一般情况下并不会致病。只有在突然、强烈或长期持久的情绪刺激下，才会导致疾病的发生，即"怒伤肝，喜伤心、思伤脾、忧伤肺、恐伤肾"。小雪时节应经常参加户外活动以增强体质，多晒太阳，多听音乐。正如古人所说："七情之病，看花解闷，听曲消愁，有胜于服药者也。"

小雪食疗：合理膳食

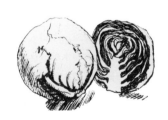

俗语说："冬季进补，开春打虎。"冬季是一年四季当中最应该调补的季节，在这个时期为身体加更多的"油"，有事半功倍的效果。冬季万物潜藏，人体的阴精、阳气也趋于潜藏，此时补益更容易起到扶正固本的作用。不过进补并不等于吃补药，合理膳食、平补慢补其实更容易收到补益效果。

冬季是一个收敛的季节，因此生发的食物最好少吃，尤其是辣椒、胡椒、花椒等辛辣食物容易引起皮肤干燥缺水。不过冬季适当吃点酸性食物却很有益处。因为冬季是心血管病的高发时期，酸性食物能软化血管，预防心血管病的发生。酸性食物还可以美容养颜，爱美的女性更应该适当多吃，酸性食物通常包含大量的维生素 C，还可以提高人体免疫力。

小雪节气比较适合食用温性的食物，比如牛肉、鸡肉、羊肉、虾肉等；蔬菜可食用黄豆、蚕豆、胡萝卜、葱、蒜、韭菜、荠菜、油菜、香菜等；水果可食用板栗、杏脯、橙子、柚子、橘子等；红糖、糯米、羊奶、松子也是不错的冬季食品。

小雪进补食疗方

桂参粥

人参 3 克（或党参 15 ～ 20 克），桂枝 10 克，大枣 10 ～ 15 枚，粳米 100 克，白砂糖适量。先将人参（或党参）、桂枝、大枣水煎取汁，去渣后将药汁与粳米同放入砂锅，再加水适量，以文火煮粥，待粥将熟时放入白糖搅匀，稍煮片刻即可。每日早、晚温热服食。温补心脾。治心脾阳气亏虚所致之心悸怔忡、形寒怕冷、手足不温、面色不华、食欲减退、脘腹满闷、便溏泻泄、小便不利等。

鸡汁粥

母鸡 1 只（1500 ～ 2000 克），粳米 100 克，食盐适量。先将母鸡宰杀后剖洗干净，切成小块，熬取浓汁，后以原汁鸡汤分次与粳米同放入砂锅，先以武火煮沸，再改用文火煮粥，待粥将熟时加入食盐搅匀，稍煮片刻即可。每日早、晚温热服食。补气益血，强身健体。治年老体弱、气血亏虚之形体消瘦、气短乏力、面黄无华、神疲懒言、食欲减退、心悸心慌等。伤风感冒或发热期间均不宜服。

灵芝粥

灵芝 10 克，杜仲 15 克，糯米 100 克，冰糖适量。将灵芝、杜仲加水适量煎煮，去渣取汁，然后将药汁与糯米同入砂锅，加水适量共煮成稀粥，加入冰糖搅匀即成。每日睡觉前 1 小时服食。滋阴补肾，养心安神。治心肾阴虚所致之腰膝酸软、心悸心烦、失眠多梦、记忆力减退，以及神经衰弱、心动过速、贫血等证属心肾阴虚者。

山药桂圆粥

山药 50 克，桂圆肉 15 克，荔枝肉 15～20 克，五味子 3～5 克，粳米 30～50 克，白砂糖适量。先将五味子煎水，去渣取汁，与山药、桂圆肉、荔枝肉、粳米同放入砂锅，再加水适量，以文火煮粥，待粥将熟时加入白糖搅匀，稍煮片刻即可。每日早、晚温热服食。滋补心肾，安神固涩。治心肾阴虚所致之腰膝酸软、潮热盗汗、手足心热、心悸心烦、失眠多梦、消渴多尿、遗精早泄、头晕耳鸣等。形寒怕冷之阳虚体质者不宜服。

玫瑰花烤羊心

鲜玫瑰花 50 克（或干品 15 克），鲜羊心 50 克，精盐适量。将鲜玫瑰花（或干品 15 克）放入锅中，加入食盐，煎煮 10 分钟，待冷备用。将羊心洗干净，切成小块，穿在烤签上，边烤边蘸玫瑰花盐水，反复在明火上烤炙，烤熟趁热吃。佐餐食用，适量。补血养心，安神。治心血亏虚所致之心悸怔忡、失眠多梦、胆怯易惊、郁闷不乐或神志恍惚等。

壮阳狗肉汤

狗肉 250 克，附片 15 克，菟丝子 15 克，生姜、细葱、味精、精盐各适量。将狗肉洗净，整块放入开水锅内余透，捞入凉水内洗净血沫，沥净水，切成约 3 厘米见方的块；生姜、细葱洗净，分别切成片、段。将菟丝子、附片用纱布袋装好，扎紧口。将狗肉放入锅内，同姜片煸炒，烹入料酒，然后一起倒入砂锅内，再放入药袋、精盐和葱，加清汤适量，用武火烧沸后，撇净浮沫，改用文火煨炖。待狗肉熟烂，捞出药袋，加入味精即成。佐餐食用，适量。温肾壮阳，温脾益气。治脾肾阳气亏虚所致之精神萎靡不振、腰膝酸冷、形寒肢凉、脘腹冷痛、大便溏泻、小便清长、夜尿频多、关节冷痛等。

鹌鹑党参淮山汤

鹌鹑1只，党参20克，山药30克，精盐、味精各适量。将鹌鹑宰杀后去掉毛爪，除去内脏，洗净切成小块。将鹌鹑肉块与党参、山药同放入砂锅，加水适量，用武火煮沸约半小时后，加入精盐、味精调味即可服用，食肉饮汤。佐餐食用，适量。补气健脾养胃。治脾胃气虚所致之神疲气短、四肢乏力、消化不良、便溏腹泻等。

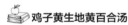鸡子黄生地黄百合汤

鸡子黄两枚，生地黄20克，百合12克，白芍10克，珍珠母18克，黄连5克。先用砂锅加水煎煮珍珠母，后加生地黄、百合、白芍、黄连续煎。煎取药汁后趁热调入鸡子黄搅匀饮服。每日1剂，分两次服用。滋阴清热，安神。治阴虚内热所致之心烦失眠、精神恍惚、心悸怔忡、五心烦热、手足心热、口咽干燥等；神经衰弱、阵发性心动过速等证属阴虚内热者。

枸杞酒

枸杞子90克，白酒500克。将枸杞子拣去杂质，洗净拍碎，置于干净瓶中，倒入白酒，加盖密封，放于阴凉干燥处。隔日摇动数下，12天后即可取饮。每日早、晚各服10～15毫升。滋肾益精，养肝明目，延年益寿。治肝肾阴精亏虚所致之腰膝酸软、头目眩晕、两眼干涩、视物模糊、迎风流泪等。经常饮服可延年益寿。

玫瑰花酒

玫瑰花50克，白酒500克。将玫瑰花拣去杂质、切碎，用纱布袋盛好，扎紧口备用。将白酒倒入干净器皿中，放入药袋，加盖密封，置阴凉处。隔两天摇动数下，21天后便可开封取饮。每日早、晚饭后各饮服10～20毫升。养血调经，理气止痛。治瘀痛损伤、肝胃气痛、胸胁胀痛、呕血吐血、经行错乱、赤白带下、精神抑郁、情绪不宁等。妇女不善饮白酒者可改用黄酒浸制。用于月经不调者可加适量红糖饮服。

常见病小雪调治法

小雪时节，早晚温差大，易使人体感受风寒，诱发各种疾病。

● 心力衰竭

心力衰竭简称心衰，是指心脏代偿能力显著减弱，不能有效地将静脉回流的血液排出，以致于心输出量减少，不能满足人体代谢所需。此病冬季易发。

莲子双枣粥

莲子肉、酸枣各30克，大枣6枚，粳米100克，白糖适量。按常法煮粥服食。每日1剂，两次分服。益气敛阴。治气阴两虚型充血性心力衰竭，症见心悸疲乏、头晕盗汗、心烦失眠等。

龙眼百合粥

龙眼肉、百合各15～30克，大枣6枚，粳米18克，白糖适量。按常法煮粥服食。每日1剂，两次分食。益气养阴。适应症：气阴两虚型充血性心力衰竭。

玉竹粥

玉竹15克（鲜品30克），粳米100克，冰糖适量。将玉竹加水煎汤去渣，加入洗净的粳米煮为稀粥，调入冰糖服食。每日1剂，两次分服，连服5～7日为1个疗程。养阴润燥，生津止渴。适应症：气阴两虚型充血性心力衰竭。

● 心动过速

成人每分钟心率超过100次称心动过速。心动过速分生理性和病理性两种。跑步、饮酒、体力劳动及情绪激动时心律加快为生理性心动过速；高热、贫血、甲亢、出血、疼痛、缺氧、心衰和心肌病等引起的心动过速称病理性心动过速。

山楂花汤

山楂花5克。水煎服，每日1剂，连服7日为1个疗程，可连服两个疗程。消食积，散瘀血，行结气。适应症：心动过速。

六味大麦粥

大麦米150克，莲子、龙眼肉各20克，五味子、酸枣仁、麦冬各10克，白糖适量。将五味子、酸枣仁、麦冬水煎取汁、备用。将大麦米、莲子、龙眼洗净，加水煮为稀粥，兑入药液再煮沸，调入白糖服食。每日1剂。补益心脾，养血安神。适应症：甲亢引起的心动过速。

莲子龙眼汤

莲子肉、龙眼肉各30克，冰糖适量。水煎服，每日1剂。补益心脾，养血安神。适应症：神经衰弱引起的心动过速。

● 动脉硬化

动脉硬化的主要原因包括高血压、高脂血症等。肥胖症、糖尿病、运动不足、紧张、高龄、脾气暴躁等都易引发此病。冬季是此病的多发季节。

蜂蜜方

蜂蜜2～3匙。将蜂蜜以温开水冲服。每日2～3剂。清热润燥，强心安神。适应症：动脉硬化。

洋葱炒肉丝

洋葱150克，瘦猪肉60克，调料适量。按常法烹制食用。每日1剂。滋阴养血，扩张血管。适应症：动脉硬化、高血压、糖尿病等。

双耳汤

银耳、黑木耳各10克，冰糖适量。按常法蒸熟食用。每日1～2剂。滋阴益气，凉血活血。适应症：动脉硬化、冠心病等。

海带豆腐汤

水发海带200克，豆腐150克，调料适量。按常法煮汤服食。每日1剂，连服1～2个月。滋阴润燥，软坚利水，降压降脂。适应症：动脉硬化、冠心病、糖尿病等。

● 肩周炎

肩周炎又称肩关节组织炎，是肩周肌肉、肌腱、滑囊和关节囊等软组织的慢性炎症。冬季天气变冷，肩周炎患者应多加防治。

姜芋外用方

生姜10克，芋头、面粉各80克。将芋头削去外皮，与洗净的生姜一起捣烂，加面粉拌匀，贴敷患处，每日1～2次。散寒通络。适应症：肩周炎。

川乌樟脑外用方

川乌、樟脑各10克。将上两味研为细末，用米醋调成糊状，均匀地摊在纱布上，涂药层约5毫米厚，贴敷于疼痛部位，外用胶布固定，同时用热水袋热敷 30 分钟。每日 1 次，连用 4～6 次可见疗效。祛风胜湿，湿经止痛。治肩周炎。

🍃 姜黄茶

姜黄 6～10 克。将姜黄打为粗末，放入杯中，用沸水冲泡，代茶饮用。每日 1 剂。行气破血，通经止痛。适应症：肩周炎。

● 小儿遗尿

小儿遗尿是指 5 岁以上的孩子还不能控制排尿，夜间常尿湿床铺，白天有时尿湿裤子的现象。

🍃 韭菜粥

韭菜 60 克，粳米 50 克。将韭菜择洗干净，切成碎末，加入煮熟的粳米粥内，再煮数沸即成。每日 1 剂。补肾壮阳。适应症：下元虚寒型小儿遗尿，症见夜间遗尿数次、面色苍白、神疲乏力、四肢发凉怕冷、腰腿酸软、智力较差、小便清长等。

🍃 白果炖猪小肚

白果仁 5～10 克，猪小肚（膀胱）1 个，调料适量。将猪小肚洗净切块，与白果仁共置锅内，加水炖熟，调味食用。每日 1 剂，连服 3～5 日。固肾止遗。适应症：下元虚寒型小儿遗尿。

跟着节气过日子 ／ 小雪食疗养生篇

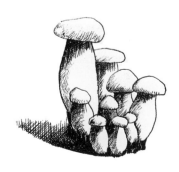

当令食物排行榜

食材	功效宜忌
白菜	人们常说"白菜吃半年，医生享清闲"。白菜可防治糖尿病，具有抗癌功效；白菜中的纤维素能润肠排毒；富含维生素，可美容养颜。
豆腐	豆腐富含植物蛋白，有利于增强体质，适合单纯性肥胖者食用。豆腐富含植物性雌性激素，可帮助女性克服更年期症状。豆腐含钙丰富，但若单独食用，钙的吸收利用率颇低。所以，豆腐宜与其他食物搭配烹调。
鹅肉	鹅肉味甘平，有滋阴益气、养胃生津、润肺止咳之效。鹅胆汁更有清热、止咳、消痔之功效。鹅肝营养丰富。
黑木耳	可抑制血小板凝聚，降低血液中胆固醇的含量，对心脑血管疾病患者有益。黑木耳具有养血益胃、抗衰延年之功效，是久病体弱、贫血、高血压、冠心病、脑血栓、癌症患者的理想保健食品。
松子	有滋阴、润肺、滑肠的作用，可用于肝肾阴虚之头晕眼花、盗汗心悸、肺燥咳嗽、肠燥便秘等病症。同时，松子富含脂肪油，能润肠通便，具缓泻作用而不伤正气，尤其适用于年老体弱者和妇女产后便秘者。

大雪

食疗养生篇

时令物语

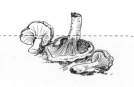

斗指甲，斯时积阴为雪，至此栗烈而大，过于小雪，故名大雪也。

大雪时值每年阳历 12 月 7 日前后。从字面上理解，就是表示降雪开始大起来。古人云："大者，盛也，至此而雪盛矣。"

此时北方有"千里冰封，万里雪飘"的自然景观，南方也有"雪花飞舞，漫天银色"的迷人图画。我国北方常有昼夜大雪压断树枝，封锁道路的情况出现。农谚有"瑞雪兆丰年"的说法，这主要是因为雪铺盖在地上，因温度低，能杀死越冬的虫子，给农作物带来好处。

大雪节气三候为：

一候鹖鴠不鸣；

二候虎始交；

三候荔挺出。

此时因天气寒冷，寒号鸟也不再鸣叫了。由于此时是阴气最盛的时期，正所谓盛极而衰，阳气已有所萌动，所以老虎开始有求偶行为。

三候"荔挺出"的"荔"是一种
兰草，它有感于阳气的萌动而抽
出新芽。大雪时的民俗基本与小
雪相同。

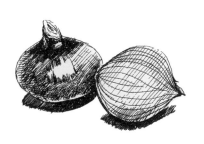

　　此时我国黄河流域一带渐有
积雪，北方则呈现万里雪飘的迷
人景观。

　　南方地区冬季气候温和而少雨雪，平均气温较长江中下游地区
约高 2℃ ~4℃，雨量仅占全年的 5 ％左右。偶有降雪，大多出现在
1 月、2 月；地面积雪三五年都难见到一次。如果能够目睹大地白
雪皑皑，绿树披银饰玉，则是终身难忘的趣事。

大雪养生：养宜适度，养勿过偏

　　从中医养生学角度看，大雪已到了"进补"的大好时节。说到进补，
有人把"补"当作养，于是饮食强调营养，食必进补；起居强调安逸；
此外还进食补药。虽说食补、药补、静养都在养生范畴之中，但用之
太过反而会影响健康。有些人食补太过则会出现营养过剩，过分静养、
只逸不劳则会出现动静失调，药补太过则会出现阴阳偏盛或偏衰，事
与愿违。所以，进行调养时应采取动静结合、劳逸结合、补泻结合、
形神供养的方法。

　　俗话说"寒从脚下起"，脚离心脏最远，血液供应相对缺乏，皮
下脂肪较薄，保暖性较差，一旦受寒，会使人体抗病能力下降，导致疾病，
因此冬季更当重视脚部保暖。

大雪食疗：多食高热量食物，勿营养过剩

大雪时节可适当多吃羊肉、牛肉、狗肉、鸡肉、鹌鹑、大蒜、生姜、香菜、洋葱、桂圆、板栗等温性食物，有助于御寒。

适宜的膳食有枸杞肉丝、火腿烧海参、蒜泥筒蒿、木耳冬瓜三鲜汤等，有滋补肝肾、养血充髓、开胃健脾的功效。另外，冬季进食蔬果不足，易导致维生素 B_2 缺乏而诱发口角炎。因此冬季应多喝水，多吃蔬菜和水果。

跟着节气过日子 ／ 大雪食疗养生篇

大雪进补食疗方

 蛋花粥

粳米 100 克，鸡蛋 1 个，精盐适量。将粳米放入砂锅，加水适量，文火煮粥，待粥将熟时，取鸡蛋打破，搅匀后加入粥中，稍煮片刻，放入少许精盐即成。补益气血。治小儿发育不良、老年体弱证属气血亏虚者。每日早、晚趁热服食。

增液粥

生地黄 60 克，麦门冬 20 克，蜂蜜 30 克，粳米 100 克。将生地黄、麦门冬洗干净，分别煎取药汁。先将麦门冬药汁与粳米同放入砂锅，加水适量，文火煮粥，待煮沸后加入生地黄药汁，粥将熟时调入蜂蜜，稍煮片刻即成。每日早、晚温热服食。滋阴增液，润燥。治阴液亏虚或气阴两虚所致之神疲气短、心悸心烦、唇焦口燥、咽喉干痛、大便燥结等。

 鹿角胶粥

鹿角胶 15 ~ 20 克，粳米 50 克，生姜 3 片。先将粳米加水以武火煮沸；将鹿角胶熔化，生姜切碎，加入粥中，后以文火慢熬至粥稠。每日早、晚温热服食。7 天为 1 疗程。温肾阳，益精血。治肾阳亏虚、精血不足所致之虚劳形瘦、畏寒怕冷、四肢不温、腰脊酸冷、精冷不育、妇女宫寒不孕、

小腹冷痛、崩漏带下等。感冒发热及阴虚火旺者均不宜服。以冬季服食为宜，夏季慎用。

锁阳粥

锁阳 15 ~ 20 克，粳米 50 ~ 80 克。先将锁阳煎取浓汁并去渣，将药汁与粳米同放入砂锅，再加水适量，以文火煮成粥。每日早、晚温热食用。7 天为 1 疗程。壮阳补肾，润肠通便。治肾阳亏虚所致之腰膝酸冷、遗精早泄以及老年人气阴亏虚所致之大便秘结等。感冒期间及阴虚火旺者不宜服。

板栗猪肉汤

栗肉 200 克，瘦猪肉 250 克，精盐、酱油、味精各适量。先将猪肉洗干净，切成小块，入锅稍炒片刻。再将猪肉倒入砂锅，放入栗肉，加水适量，先用武火烧沸，后改用文火慢炖，熟烂后加入精盐、酱油、味精调味即成。食肉、栗，饮汤。补脾肺，益肾气。治脾肺气虚、肾气不足所致之久病咳喘、神疲乏力，常自汗出、腰酸腿软、食欲减退、大便溏泻，以及慢性支气管炎、肺结核证属脾、肺、肾亏虚者。

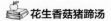

花生香菇猪蹄汤

花生米 50 克，香菇 20 克，猪前蹄 1 只，精盐、味精各适量。先将猪蹄去甲，烧去绒毛，刮洗干净，砍成小块备用。将花生米、香菇洗干净，与猪蹄同放入砂锅，加水适量，先用武火烧开，后改文火慢炖，待猪蹄熟烂后，加入精盐、味精调味即成。分次食用，吃蹄肉、香菇、花生米，饮汤。滋阴血，增乳汁。治产后阴血亏虚所致之乳汁稀少或乳汁不通、面色萎黄、烦渴气短、唇舌干燥等。

猪肾黑豆汤

猪肾 1 对，黑豆 100 克，茴香 5 克，生姜 10 克，味精、精盐各适量。将猪肾剖开，除去内层白色筋膜，清洗干净，切成小块；生姜洗净切片。将猪肾与黑豆、茴香、姜片同入砂锅，加水适量，先用武火烧开，后改文火煎煮，待其熟烂后加入少许精盐、味精调味即成。饮汤，食肉与黑豆。补肾强腰，祛风除湿。治肾阴精亏虚兼夹风湿所致之耳鸣耳聋、两目昏暗、关节痛、腰肌劳损证属肾精亏虚者。

跟着节气过日子 / 大雪食疗养生篇

参芪鸭条

党参 15 克，黄芪 15 克，陈皮 10 克，鸭子 1 只（约两千克），猪肉 100 克，料酒、酱油、细葱、生姜、菜油、味精、精盐各适量。将党参、黄芪洗净后切成片，陈皮切成丝备用。将鸭宰杀后去净毛，剁去爪，剖除内脏，冲洗干净，沥尽水，姜、葱洗净切成姜片、葱节备用。鸭皮上用酱油抹匀，下入热油锅中炸至皮呈金黄色捞出，用温水洗去油腻，盛入砂锅内。将猪肉切成块，下沸水氽一下捞出，再洗净血污放在砂锅内，加入料酒、姜片、葱节、党参、黄芪、陈皮、酱油、味精、精盐、清汤，用中火烧沸，后改用文火焖至鸭烂肉熟，取出鸭子，拆去其大骨，斩成条块，放入大汤碗内，注入原汤即成。佐餐食用，适量。益气健脾，养血消肿，行气开胃。治脾胃气虚所致之神疲气短、不思饮食、食后脘腹胀满、头晕眼花、气坠乏力、小便不利。

熟地黄酒

熟地黄 120 克，枸杞子 60 克，檀香两克，白酒 1.5 千克。将熟地黄切碎，枸杞捣碎，檀香碎成小段，共用绢袋装好，扎紧口备用。将白酒倒入坛里，放入药袋，加盖密封，置放于阴凉干燥处。经常摇动，14 天后开封，酒中带有香味便可取饮。每日早、晚各服 10 ~ 25 毫升。养精血，补肝肾。治肝肾精血不足所致之形瘦体弱、头晕眼花、视力减退、腰膝酸痛、精液稀少、阳痿不举等。食少便溏、腹胀苔腻及咳喘痰多者不宜服。喝完后随添新酒，直至味淡，后再依法重新配制。

养神酒

熟地黄 45 克，枸杞子 30 克，白茯苓 30 克，山药 30 克，当归身 30 克，薏米 15 克，酸枣仁 20 克，川续断 20 克，麦门冬 20 克，莲子肉 30 克，桂圆肉 120 克，木香 10 克，丁香 3 克，大茴香 10 克，白酒 5 千克。将以上诸药用细纱布袋装好，扎紧口备用。将药袋放入酒坛中，倒入白酒，加盖密封，隔水加热至药材浸透，将酒坛置放于阴凉干燥处。经常摇动，10 天后即可开封取饮。每日早、晚各温饮 10 ~ 20 毫升。酒饮尽后，可再添白酒，至气味淡薄止。益精血，安心神。治精血亏虚所致之形体消瘦、精神萎靡、面色无华、食欲减退、腰膝酸软、心悸不宁、失眠多梦、记忆力减退、头晕眼花等。对于中老年精血亏虚者，经常饮服，养身提神，振奋精神。

常见病大雪调治法

大雪节气气温进一步下降，人体免疫力易降低，容易引发多种疾病，须注意预防。

● 冻疮

冻疮是冬天极为常见的皮肤病。中医认为，寒邪侵犯皮肤、气血凝滞可引起冻疮。

🍃 辣椒油膏

干辣椒细粉两份，凡士林8份。将辣椒细粉和凡士林搅拌均匀，出门前预先搽于冻疮易发部位，如耳轮、手背、足跟等处。散寒除湿，通络。适应症：预防冻疮。

🍃 橄榄核外用方

橄榄核100克，轻粉少许，香油适量。将橄榄核煅烧存性，研为细末，加入轻粉拌匀，用香油调敷患处。每日3次。理气散结，解毒杀虫，润燥生肌。适应症：冻疮已溃烂者。

🍃 大蒜方

紫皮大蒜适量。将紫皮大蒜去皮捣烂，涂在常患冻疮的部位。每日1次，

连用5～7日。如皮肤起泡，可暂停用。解毒杀虫，破瘀除湿。适应症：预防冻疮复发。

● 中耳炎

中耳炎俗称"烂耳朵"，是鼓室黏膜的炎症。中医认为本病是因肝胆湿热、邪气盛行引起的。

🍃 莲心茶

莲子心10克。将莲子心放入杯中，用沸水冲泡，代茶饮用。每日两剂。清心泻火。适应症：中耳炎。

🍃 韭菜汁

韭菜适量。将韭菜择洗干净，切碎捣烂，取汁滴入耳内。每日3次。消炎排脓。适应症：化脓性中耳炎。

🍃 蛋黄油冰片方

鸡蛋黄两个，冰片粉1.2克。将鸡蛋煮熟，剥取蛋黄放入铁锅内，以

文火熬炼至出油，将蛋黄油与冰片粉调匀。使用前先拭干耳内脓水，然后滴入药液。每日3次，连用3～4日。清热消肿。适应症：中耳炎流脓。

● 鼻窦炎

冬季空气湿度小，鼻腔黏膜干燥破裂，病菌乘虚而入，导致此病的发生。

花生熏鼻方

带衣花生米7～8粒。将花生米放入铁罐内，用纸糊口，中间开小孔，置于火炉上，候烟从孔出，用烟熏鼻孔，至烟尽为止。每日1次，连用30日。润肺消炎。适应症：鼻窦炎。

大蓟根煮鸡蛋

鲜大蓟根90克，鸡蛋2～3只。将上两味洗净，加水同煮，鸡蛋熟后去壳，再入锅煮10分钟，吃蛋喝汤。每日1剂。忌食辛辣、刺激性食物。滋阴润燥，祛瘀消肿。适应症：副鼻窦炎。

辛夷花散

辛夷花适量，葱汁少许。将辛夷花研为细末，以葱汁调匀，用药棉蘸药末塞入鼻内。每日1～2次。祛风通窍。适应症：鼻窦炎、鼻炎。

● 牙痛

牙痛表现为牙龈肿痛、面颊部肿胀等。

丁香油方

丁香油适量。将丁香油滴入蛀孔，或用棉球蘸丁香油塞入孔中。止痛。适应症：龋齿牙痛。

黑豆煮酒

黑豆60克，黄酒200毫升。将黑豆洗净后晾干，浸入黄酒内，12小时后一同置于砂锅，文火煮至豆烂，取汁频频漱口。消肿止痛。适应症：实火牙痛，症见牙龈红肿疼痛，得冷痛减，伴口渴喜饮、口臭、便秘、牙龈出血等。

豆豉皮蛋粥

淡豆豉60克，皮蛋1～2只，粳米150克，熟猪油、精盐各适量。将皮蛋去壳洗净，切成小块，加入八成熟的豆豉粳米粥内，再煮至粥熟，调入猪油、精盐即可服食。每日1剂。滋阴降火，养血安神。适应症：虚火牙痛，症见牙齿隐痛松动，牙龈不肿，夜间痛甚，兼有颧红、咽干等。

● 肠胃炎

肠胃炎是儿童常见疾病，常因病毒感染所致，症状表现为呕吐、腹泻、腹痛、发热等。

❧ 石耳散

石耳（又名石壁花）适量。将石耳焙干研末，每服 3 克，每日两次，以米汤送下。清热解毒，利尿止血。适应症：肠炎。

❧ 生姜橘皮汤

生姜、橘子皮各 12 克。水煎服，每日 1 剂，两次分服。止痛止呕。适应症：慢性胃炎、胃痛、呕吐黏液或清水。

❧ 萝卜缨汁

鲜萝卜缨适量。将萝卜缨洗净切碎，捣烂取汁，饮服。或取萝卜缨干品 90 ~ 120 克，煎取浓汤饮服。和中，理气，消食。适应症：急性肠胃炎。

❧ 扁豆粉

白扁豆适量。将白扁豆炒熟捣碎，研为细末，每次 10 ~ 12 克，每日 3 ~ 4 次，温开水送服。或取白扁豆 30 ~ 60 克，加水煮熟，当日分 2 ~ 3 次服下。健脾化湿，利尿消肿，清肝明目。适应症：急性肠胃炎、上吐下泻。

跟着节气过日子 / 大雪食疗养生篇

当令食物排行榜

食材	功效宜忌
茼蒿	茼蒿有润肺消炎、健脾和胃、宽胸利肠、降血压之功效。凡脾胃虚弱、气胀食滞、口臭痰多、二便不畅者均宜食用。
香菇	香菇味甘、性平，有补肝肾、健脾胃、益神智、养容颜之功效。

（续表）

食材	功效宜忌
羊肉	有补中益气、温胃助阳之功效，可治虚劳羸瘦、腰膝酸软、寒疝腹痛、中虚反胃等症。
猕猴桃	助消化，促排便，对高血压、高脂血症、冠心病等有辅助治疗作用。

附：

大雪起居宜忌

大雪节气后，天气越来越冷，寒风萧萧，雪花飘飘。我国北方开始出现大幅度降温降雪天气，辽宁、新疆等地还会有暴风雪，俗话说"冬天麦盖三层被，来年枕着馒头睡"。雪景是美丽的，山舞银蛇，原驰蜡象，雪可以净化空气，还可以保护农作物。雪天，老年人易摔伤，以手腕、股骨等处骨折者居多，年轻人则多是软组织挫伤。从预防的角度看，老年人应减少户外活动，出行最好由其他人搀扶。

冬至

食疗养生篇

时令物语

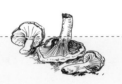

> 斗指戊，斯时阴气始至明，阳气之
> 至，日行南至，北半球昼最短，夜最长也。

冬至这天，时值公历 12 月 22 日或 23 日，阳光几乎直射南回归线，是北半球一年中白昼最短的一天。

冬至是个非常重要的节气，是阴气盛极而衰、阳气开始萌芽的时候。冬至过后，随着太阳直射的北移，白天的时间渐渐长起来。

冬至节气三候为：

一候蚯蚓结；

二候麋角解；

三候水泉动。

在古代传说中，蚯蚓是阴曲阳伸的生物，此时阳气虽已生长，但阴气仍然很盛，所以土中的蚯蚓仍然蜷缩着身体。麋与鹿是同科动物，却阴阳不同，古人认为麋的角朝后生，所以为阴。由于冬至阳生，所以麋感阴气渐退而解角。此时由于阳气初生，所以山中的泉水开始流动起来。

俗话说：吃了冬至饭，一天长一线。我国汉朝曾把冬至作为节日，文武百官皆可放假一天。我国台湾则有"冬至过大年"的说法，每逢"冬至节"，家家户户搓汤圆，而且把冬至的汤圆分红、白两种。按老辈人的说法：不吃金丸（红汤圆）、银丸（白汤圆），不长一岁。冬至备受重视，由此可见一斑。

我国大部分地区习惯自冬至起"数九"，每九天为一个小节，共分为九九八十一天。民间流传着一首歌谣：一九二九不出手，三九四九冰上走，五九六九沿河看柳，七九河开，八九燕来，九九加一九，耕牛遍地走。这首歌谣生动形象地反映出不同时间的季节变化，也表现了我国劳动人民的智慧。三九是天气最冷、地面积蓄热量最少的日子，所以也有"冷在三九"的说法。在我国长江流域更有天虽寒，独有蜡梅来争妍的迷人景观。天文学上把冬至作为冬季的开始，但这对于我国多数地区来说显然偏迟。

冬至养生：由动转静，科学养生

冬至是阴气最盛的时候，生命活动也开始由动转静。此时应当科学地运用养生之道，调理得当可防早衰，延年益寿。冬至养生应注意如下方面：

精神畅达乐观，不为琐事劳神，不强求名利，不患得患失；合理用脑。避免过度劳累；根据自身情况调整生活节律，建立合理的生活秩序；适当运动，有谚语云"冬天动一动，少闹一场病；冬天懒一懒，多喝药一碗”，说明冬季锻炼的重要性。节欲保精，欲不可纵。要根据自身实际情况节制房事，不可因房事不节，损伤肾气。严格而有规律地节制性生活，是健康长寿的必要保证。

冬至食疗：辨体质进补

每年农历立冬至立春时段是"进补"的最佳时期。中医理论将补法分为四类，即补气、补血、补阴、补阳。补气主要是针对气虚体质，气虚症状表现为爱出虚汗、疲乏无力、妇女子宫脱垂等，一般可服用红参、红枣、白术、黄芪、五味子、山药等。补血主要是针对血虚体质，血虚症状表现为头晕眼花、心悸失眠、面色萎黄、嘴唇苍白、月经量少色淡等，可服用当归、熟地黄、白芍、阿胶、首乌、十全大补膏等。补阴主要针对阴虚体质，阴虚症状表现为夜间盗汗、午后低热、两颊潮红、手足心热等，可服用沙参、天冬、鳖甲、龟板、冬虫夏草、白木耳等。补阳主要针对阳虚体质，阳虚症状表现为手足冰凉、怕冷、性机能低下等，可选用鹿茸、杜仲、韭菜籽、十全大补酒等。如果不分体质盲目进补，反而对身体有害。临床研究发现，在无疾病且身体强壮的状态下超量服用补药，会产生口干舌燥、鼻出血等滋补综合征。因此冬令进补应注意有的放矢。

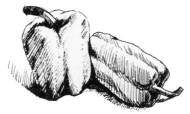

冬至进补食疗方

 猪肾粥

猪肾两枚,粳米50克,细葱3根,生姜3片,食盐适量。先将猪肾剖开,去掉内膜,洗干净后切成细丁,与粳米同放入砂锅,加水适量,文火煮粥;把生姜、细葱切碎,待猪肾熟烂粥将熟时加入葱、姜、食盐搅匀,稍煮片刻即可。每日早餐温热服食。补肾,强腰,固涩。治肾精亏虚所致之腰膝酸痛、筋骨痿软、遗精盗汗、耳聋不聪、小便频多或余沥不尽等。

 松子粥

松子仁30克,糯米50克,蜂蜜适量。先将松子仁捣成泥,与糯米同放入砂锅,加水400毫升,文火煮粥,待粥将熟时调入蜂蜜搅匀,稍煮片刻即可。每日早晨空腹及晚间睡前温热服食。滋阴润肺,润肠通便。治肺阴亏虚所致之干咳无痰、痰少带血、咽喉干痒、皮肤干燥,以及老人阴津亏虚所致便秘等。平素痰湿盛者、脾胃虚寒者均不宜服。

 麻雀粥

麻雀5~10只,粳米100克,葱白3根,白酒适量。先将麻雀去毛,剖去内脏,洗净切细炒熟,然后放入少量白酒稍煮;再加水和粳米,以文火煮粥,待粥将成时,将细葱切细加入,煮片刻即可。每日早、晚温热服食。壮阳,温肾,益精。治肾阳亏虚所致之形瘦体弱、畏寒怕冷、腰膝酸冷、四肢不温、小便频多等。性功能亢进者不宜多食。本品性温热,以冬季服食为好。

 猪腰胡桃补肾汤

猪腰子两个,胡桃肉15克,山茱萸肉15克,精盐、味精各适量。先将猪腰子剖开,除去白筋膜,反复漂洗干净,切成小片。将猪腰片与胡桃肉、山茱萸肉同放入砂锅,加水适量,先用武火烧开,后改用文火煨炖,待猪腰熟后加入精盐、味精调味即成,饮汤食肉。佐餐食用,适量。补肾强腰,固精。治肾精气亏虚所致之腰部酸痛、遗精滑泄、耳鸣失聪、小便频多、动则喘促、咳则小便出等。

胡萝卜炒猪肝

胡萝卜250克，鲜猪肝250克，生姜、味精、精盐、菜油各适量。将胡萝卜、姜、猪肝分别洗干净，萝卜、姜切丝（或片），猪肝切片。将炒锅置武火上，下菜油烧红，先放胡萝卜、姜丝炒至将熟时，再下猪肝片，翻炒至刚熟时，调入味精、精盐即成。佐餐食用，适量。补血明目，养肝。治肝血亏虚所致之视物模糊、视力减退及维生素A缺乏症、夜盲症证属血虚者。

狗肾汤

黄狗肾1对，羊肉500克，生姜、细葱、味精、精盐各适量。将狗肾对半剖开，清洗干净；羊肉先在开水中氽一下，洗净切成小块；生姜、细葱洗净，姜切片，葱切节。将羊肉、狗肾同放入砂锅，加水适量，先以武火烧开，撇去浮沫，下入姜、葱，改用文火慢炖至肉熟烂，拣出姜、葱，加入精盐、味精即成。佐餐食用，适量。温肾壮阳。治肾阳亏虚所致之腰膝冷痛、形寒怕冷、手足不温、阳痿不举、精冷稀少、性欲低下、小便频数等。

羊肉炖白萝卜

白萝卜500克，羊肉250克，姜、料酒、食盐适量。白萝卜、羊肉洗净切块备用，锅内放入适量清水，将羊肉入锅，开锅后五六分钟捞出羊肉，水倒掉，重新换水，烧开后放入羊肉、姜、料酒、盐，炖至六成熟，将白萝卜入锅煮熟。佐餐食用，适量。益气补虚，温中暖下。治腰膝酸软、困倦乏力、肾虚阳痿、脾胃虚寒。

炒双菇

水发香菇、鲜蘑菇等量，植物油、酱油、白糖、水淀粉、味精、盐、黄酒、姜末、鲜汤、麻油适量。香菇、鲜蘑菇洗净切片，炒锅烧热入油，下双菇煸炒后放姜、酱油、糖、黄酒继续煸炒，使之入味，加入鲜汤烧滚后放味精、盐，用水淀粉勾芡，淋上麻油，装盘即可。佐餐食用，适量。补益肠胃，化痰散寒。对高脂血症更为适宜。

党参酒

党参40克，白酒500克。将党参洗净，切成小段，置于瓶中，用白酒直接浸泡，加盖密封。常晃动，7日后即可开取饮服。每日早、晚各空腹饮10~15毫升。老年体虚者可不拘时随量饮之，佐膳更佳。补中益气，生津养血。治脾气亏虚所致之便溏泄泻、食欲减退、四肢无力；肺气亏虚所致之气短喘息、声音低微、少气懒言等。感冒未除，或腹胀邪实者均不宜服。酒尽再添，至味薄后取参食之。

加盖密封，置阴凉处。常摇动，1 个月后开封，视其颜色娇红，药酒即成。用细纱布滤出酒汁，贮入干净瓶中。每日早、晚各饮服 15 ~ 25 毫升，或随量饮服。补血安神，益气健脾。治心脾气血两虚所致之面黄肌瘦、神倦无力、食欲减退、头晕眼花、心悸怔忡、夜卧不宁、多梦健忘等。胸闷苔腻、咳唾痰浊者不宜服。酒尽后再添，至味淡薄止。

龙眼酒

龙眼肉 250 克，白酒 1.5 千克。将龙眼肉置入干净坛中，倒入白酒，

常见病冬至调治法

冬至有"冷在三九"之说。寒邪易使人体免疫力降低，诱发疾病。

● 肾盂肾炎

肾盂肾炎是由病原微生物感染所致的肾小管、肾间质和肾实质炎性病变。冬季饮水过少，长时间憋尿，都会引发此类疾病。

公英二草汤

蒲公英、车前草、金钱草各 30 克。水煎服。每日 1 剂，两次分服。清热解毒，利湿通淋。适应症：膀胱湿热型肾盂肾炎。

甘蔗鲜藕饮

鲜甘蔗、鲜藕各 500 克。将甘蔗洗净，去皮切碎，捣烂取汁；鲜藕洗净，去节切碎，捣烂取汁。将二汁合并，调匀饮服。每日 1 剂，3 次分服。养阴清热，止血。适应症：肾阴亏虚型肾盂肾炎。

黄芪鲫鱼汤

黄芪 7 克，鲫鱼 1 条（200 克）。将鲫鱼去鳞、鳃及内脏，洗净，与黄芪共置砂锅内，加水煮熟，不加盐淡

食。每日1剂。益气补肾，利尿消肿。适应症：脾肾亏虚型肾盂肾炎。

● 遗精

遗精是指男性在没有性交的情况下精液自行泄出的现象。

❧ 黑豆青蒿汤

黑豆、青蒿各30克。水煎服。每日1剂，两次分服。清热利湿，滋补肝肾。适应症：湿热下注型遗精，症见梦遗，时伴灼痛，小便赤涩不爽，或见混浊、口干口苦等。

❧ 蚕豆汤

鲜蚕豆粒250～300克，调料适量。按常法煮汤食用。每日1剂。清热利湿，健脾涩精。适应症：湿热下注型遗精。

❧ 核桃仁蒸蚕蛹

核桃仁、蚕蛹各50克。将核桃仁捣碎，蚕蛹洗净，共置碗内，加水少许，上笼蒸熟食用。每日1剂。补气益血，滋肾涩精。适应症：阳虚不固型遗精，症见滑精、精液清冷、阴茎寒凉、腰腿酸软、背寒肢冷、精神萎靡、夜尿频多、大便溏薄等。

● 冬季哮喘

寒冷的冬季，慢性支气管炎、哮喘、肺气肿患者着凉感冒后常会出现咳嗽咯痰、胸闷气喘等症状，严重时还会发生呼吸困难。因此，加强冬季保健十分重要。

❧ 姜枣糯米粥

糯米150克，生姜10克，大枣3枚。按常法煮粥食用。每日1剂。散寒解表，益气平喘。适应症：寒喘，症见喘促气短、喘鸣、痰液稀白、恶寒无汗、全身酸疼、头痛等。

❧ 姜糖陈酒膏

生姜、冰糖各500克，陈酒500毫升。将生姜洗净切丝，与酒共煎，沸腾后加入冰糖，用筷子搅拌，直至呈膏状。小儿患者每日清晨服1匙，成人每于饭前服1匙，以温开水冲服。温肺化痰，止咳定喘。适应症：支气管哮喘之寒哮。

● 心绞痛

冬季是心血管疾病的高发期，常会诱发心绞痛。

山楂明菊茶

山楂片、草决明各15克，菊花3克。将上3味放入杯内，用沸水冲泡，代茶饮用。每日1剂。行气活血，清热散风，通络止痛。适应症：气滞血瘀型心绞痛，症见阵发性心胸刺痛，痛引肩背，伴胸闷气短等。

冬青根附子汤

熟附子15克，毛冬青根50～100克，红糖适量。水煎服。每日1剂，两次分服。温阳，通络，除痰。适应症：阳虚闭阻型心绞痛，症见胸闷憋气、阵发性心痛、心悸、气短、面色苍白、倦怠无力、畏寒肢冷、夜卧不宁、食欲减退、小便清长、大便稀薄等。

川芎茶

川芎、茶叶各3～6克。将上两味放入杯内，沸水冲泡，代茶饮用。每日两剂。行气活血，化瘀通络。适应症：气滞血瘀型心绞痛。

当令食物排行榜

食材	功效宜忌
芫荽	芫荽味辛香、性升散，能促进胃肠蠕动，具有开胃醒脾、调和中焦的作用。芫荽提取液具有显著的发汗透疹功效，其特殊香味能促进汗腺分泌，从而发挥发汗透疹之功。
菜花	能促进消化，增强免疫力，防癌抗癌。
鲫鱼	具有益气健脾、利尿消肿、通络下乳、理气治疮之功效，可用于脾胃虚弱、食欲减退、消渴水肿、呕吐乳少、小肠疝气等症。

（续表）

食材	功效宜忌
花生	是一种植物性高营养食品，被称为"绿色牛乳"，营养价值可与鸡蛋、牛奶、肉类等动物性食品相媲美。花生含有大量蛋白质和脂肪，尤其不饱和脂肪酸的含量很高。

附：

冬至起居宜忌

冬至在养生学上是一个最重要的节气。"冬至一阳生"，八卦学说认为此时为地雷复卦。卦象中上面五个阴爻，下面一个阳爻，象征阳气的初生。我国古时曾以冬至为子月，即一年的开始。在一天十二时辰中，子时也是人体一阳初生的时刻。中国古代道家非常重视阳气初生这一时刻，认为此时要像农民育苗、妇人怀孕一样，精心呵护阳气，使其逐渐壮大。所以子时、子月在养生学中占有重要地位。

从冬至到小寒、大寒时段是一年中最冷的季节。心脑血管疾病是严重威胁中老年人的病种。中医学认为"血遇寒则凝"，当寒冷作用于机体时，会使人体血液流动不畅，甚至引起瘀血阻滞，从而为心脑血管疾病的发作和加剧提供了条件。现代医学认为，寒冷能刺激交感神经兴奋，导致交感和副交感神经功能失调，使细小动脉收缩，外周血管阻力增大，血液黏稠度增高，血凝时间缩短，血流速度变慢，引起血液瘀滞或血管阻塞，从而诱发中风、心绞痛、心肌梗死等危重病症。冬季心脑血管病的死亡率较其他季节高，原因就在于此。

因此在寒冬腊月，高血压、动脉硬化、冠心病患者要提高警惕，应采取以下预防措施：1. 注意防寒保暖；2. 合理调节饮食起居；3. 保持良好心境；4. 进行适当的御寒锻炼；5. 随时观察和注意病情变化，定期去医院检查，服用必要的药物，控制病情发展，防患于未然。

严冬时节还要注意老人低体温的问题。低体温是以 35℃ 为界限，低于 35℃ 者为体温过低。老人出现低体温后，可能无任何不适，所以容易被忽视。体温过低的老年患者发病缓慢，甚至危及生命时也无明显症状。这类病人一般不出现寒战，但得不到及时治疗就会意识模糊，语言不清，继而昏迷，体温随即降至 30℃ 以下。此时患者脉搏及呼吸甚微，血压骤降，面部肿胀，肌肉发硬，皮肤发凉。老人体温过低时可用温热水为其擦洗四肢，以促进血液循环，提高体温。情况严重时应立即送医院治疗。

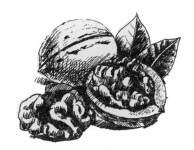

小寒

食疗养生篇

时令物语

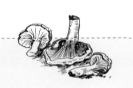

　　斗指戊为小寒，时天气渐寒，尚未大冷，故名小寒。

　　每年阳历 1 月 5 日前后是小寒节气。民间有句谚语：小寒大寒，冷成冰团。小寒表示寒冷的程度，从字面上理解，大寒冷于小寒，但在气象记录中，小寒却比大寒冷，可以说是二十四节气中最冷的节气。民间常有"冷在三九"的说法，而这"三九天"又恰在小寒节气之内。之所以叫小寒而不叫大寒，是因为节气之说起源于黄河流域，《月令七十二候集解》云"十二月节，月初寒尚小，故云，月半则大矣"，后人按当时的情况延续至今。

　　小寒节气三候为：

　　　　一候雁北乡；

　　　　二候鹊始巢；

　　　　三候雉始鸲；

据说古时黄河流域的居民每逢小寒，家家时兴画"九九消寒图"以数九。数九计数，书法描红，既能求得消寒，也算是冬日里一种不错的消遣怡情的养生方法。

有关小寒的农谚也极为丰富：

> 冷在三九，热在中伏；
>
> 腊月三场白，来年收小麦；
>
> 小寒胜大寒，常见不稀罕；
>
> 小寒节，十五天，七八天处三九天。

我国隆冬最冷的地区是黑龙江北部，最低气温可达零下40℃，天寒地冻，滴水成冰。南方低海拔河谷地带则是我国隆冬时节最暖的地方，1月平均气温在12℃左右，只有很少年份可能出现0℃以下的低温。加之逆温效应十分显著，所以香蕉、芒果等热带水果生长良好。

小寒养生：三九补一冬，来年无病痛

说到进补，自古就有"三九补一冬，来年无病痛"的说法。人们在经过了春、夏、秋近一年的消耗后，脏腑的阴阳气血会有所偏衰，合理进补可及时补充气血，抵御严寒侵袭，又能使来年少生疾病，从而达到事半功倍之养生目的。冬令进补应将食补、药补相结合，以温补为宜。

常用补药有人参、黄芪、阿胶、冬虫夏草、首乌、枸杞、当归等；食补要根据阴阳气血偏盛偏衰，结合食物之性而选择羊肉、狗肉、猪肉、鸡肉、鸭肉、鳝鱼、甲鱼、鱿鱼和海虾等。其他食物如核桃仁、大枣、龙眼肉、芝麻、山药、莲子、百合、板栗等，此时可适当多食。

小寒食疗：不可盲目进补

首先，小寒饮食宜热不宜凉。小寒节气到来，天气一天比一天寒冷，所以此时多食用些温性的食物，可以增强机体御寒能力。此时不宜再食用冷饮。

其次，小寒饮食应减甘增苦。小寒进补切记不可大补。此时正处隆冬，土气旺，肾气弱，因此饮食方面宜减甘增苦，补心助肺，调理肾脏。

再次，小寒喝粥最养生。喝粥有养胃驱寒的良好功效，李时珍在《本草纲目》中说粥能"益气、生津、养脾胃、治虚寒"。我国很多地方流传着小寒时节喝腊八粥的习俗。除腊八粥外，其他温性的粥品也适合小寒节气食用。

小寒进补食疗方

韭菜粥

新鲜韭菜 60 克，粳米 100 克，细盐适量。先将韭菜洗净切细。粳米入砂锅内，加水 800 毫升左右先煮粥，待粥将成时加入韭菜、细盐稍煮片刻，至米烂汤稠即可。每日早、晚温热服食。壮阳补肾，固精止遗，温胃健脾，行气散血。治脾肾阳虚所致之腹中冷痛、久泄久痢、腹痛冷便、噎膈反胃、腰膝酸冷、夜尿频多、小儿遗尿、月经后期、经闭不行、经行冷痛及经漏不止等。阴虚内热、身有疮疡以及患有眼疾者均不宜食。本品亦可取韭菜籽 5 ~ 10 克研为细末煮粥。

花椒粥

花椒粉 5 ~ 6 克，粳米（或糯米）50 克，细葱 3 根，白砂糖适量。先将粳米放入砂锅，加水 500 毫升左右，以文火煮粥，待粥将熟时将细葱切碎，与花椒粉、白糖一并调入粥中搅匀，稍煮片刻即可。每日早、晚温热服食。温中养胃，散寒止痛，杀虫驱蛔。治中焦虚寒所致之胃脘冷痛、呕吐清水、呃逆泛酸、腹部冷痛、喜温喜按、腹泻下痢、粪质清冷及慢性胃炎、胃十二指肠溃疡、慢性肠炎、慢性痢疾、腹股沟疝气痛、蛔虫症等虚寒证者。舌红苔黄、便结尿赤之实热证者不宜服。本粥不宜久服，只宜间断食用，中病即止。

🍎 羊肉粥

新鲜精羊肉 150～200 克，粳米 100 克，生姜 3 片，细葱 3 根，细盐适量。先将羊肉洗净切成肉丁，与粳米同入砂锅，加水 800 毫升左右，先用武火煮至肉烂米开花，转为文火慢熬。将生姜、葱切碎，待粥将熟时加入姜、葱、细盐搅匀，稍煮片刻即可。每日早、晚趁热服食。补元阳，温脾胃，益精血。治肾阳亏虚、脾胃虚寒所致之形体瘦弱、畏寒怕冷、四肢不温、腰膝酸冷、胃脘冷痛、反胃呕吐、腹痛便溏、产后小腹冷凉等。服本粥期间忌服配有半夏或菖蒲的中药方。本粥性温，秋冬服食为宜。

🍎 杜仲腰花

杜仲 15 克，猪肾 250 克，料酒、酱油、猪油、菜油、醋、葱、生姜、大蒜、花椒、白砂糖、湿淀粉、味精、精盐各适量。将猪腰对剖成两半，除去筋膜，冲洗干净，切成腰花；将杜仲放入锅内，加清水适量，熬成约 50 毫升药汁，将姜、葱洗净泥沙，姜切成片，葱切成节备用。用药汁的一半加入料酒、湿淀粉和精盐，拌入腰花，再加白糖，调合均匀备用。将炒锅置武火上，倒入猪油和菜油，烧至八成热时放入花椒，投入腰花、葱、姜、蒜，快速炒散，放入味精、醋、酱油，翻炒均匀即成。佐餐食用，适量。补肝肾，壮筋骨，降血压。治肝肾阳气亏虚、精血不足所致之腰膝酸痛、痿软无力、阳痿不举、精子稀少、遗精遗尿、夜尿频多、耳鸣眩晕、四肢关节痹痛麻木，以及慢性肾炎、高血压、性功能低下、腰肌劳损等证属肾虚者。

🍎 龙眼鸡蛋汤

龙眼肉 50 克，鸡蛋 1～2 个。先将龙眼肉洗干净，用清水煎煮约 15 分钟后打入鸡蛋搅匀，蛋熟后饮汤食龙眼肉。食肉喝汤，7 天为 1 疗程。养血调经。治血虚所致之月经不调、经期推后、经后小腹空痛、面色不华、产后血虚。

鲢鱼姜椒汤

鲢鱼1条（250～350克），干姜10克，胡椒1克，精盐、味精各适量。先将鲢鱼去掉鳞、腮，剖除内脏，洗干净，切成小块；干姜洗净，切成薄片。将鱼块、干姜、胡椒同放入砂锅，加水适量熬汤，待鱼熟后加入精盐、味精调味即成。分次饮汤食鱼。佐餐食用，适量。温阳益气，散寒。治脾胃阳气亏虚所致之脘腹冷痛、吞酸、食欲减退、呕吐等。

山药羊肉汤

羊肉500克，山药150克，胡椒6克，生姜、葱白、料酒、精盐各适量。将羊肉剔去筋膜，洗净后略划几刀，再入沸水锅内焯去血水，姜、葱洗净切碎，胡椒研粉备用。将山药用水润透后切成片，与羊肉共置锅内，加入清水适量，投入生姜、葱白、胡椒、料酒，先用武火烧开，后改文火炖至熟烂，捞出羊肉放凉。将羊肉切成片，再放入原汤中，加入少许精盐调味即成。佐餐食用，适量。温补脾肾。治脾肾阳气亏虚所致之倦怠乏力、四肢不温、食欲减退、便溏腹泻、腰膝酸冷、小便频多、妇女小腹不温、白带量多、质稀清冷、小儿消化不良等。

海参羊肉汤

海参30克，羊肉150克，精盐、味精各适量。将海参浸泡冷水发后，洗净切片；羊肉洗净，切成均匀薄片。锅内加水适量，武火烧沸后下入海参、羊肉片，熟后加入精盐、味精调味即可。饮汤食羊肉、海参。调补阴阳，益气填精。治肾阴阳两虚、精气不足所致之形体消瘦、腰膝酸软冷痛、阳痿不举、性功能减退、遗精滑泄、小便频数等。

清炖归杞牛鞭汤

黄牛鞭800克，枸杞子60克，当归身15克，老母鸡肉500克，料酒、花椒、生姜、细葱、味精、精盐各适量。先将牛鞭洗净，顺尿道对半剖开后，刮洗干净，再入开水中余几分钟，后用冷水漂洗，撕去浮皮，再放入开水中余一次。将砂锅置武火上，加入适量清水，下牛鞭、鸡肉并烧开，撇去浮沫，放入姜块、花椒、细葱、当归、料酒，以文火炖煮。待牛鞭炖至八成熟时捞出切成一字条，把枸杞子与牛鞭条一起放入原汤中，继续炖至牛鞭烂熟，拣去生姜、当归，加精盐、味精调味即成。佐餐食用，适量。补肾阳，益精血。治肾阳亏虚、精血不足所致之腰膝酸痛、耳鸣眩晕、形体瘦弱、面色无华、四肢不温、麻木不仁、遗精早泄、精液稀少、头晕眼花、视物模糊，以及慢性肾炎、性功能低下、精子活动率低等证属肾阳虚且精血不足者。

明虾酒

明虾 6 只，白酒 500 克。将明虾用清水洗干净，拍烂，用宽大的细纱布袋装好，扎紧口，置瓷器内，倒入白酒，再置文火上煮沸，取下冷却后加盖密封，静置阴凉处。每日摇动数下，3 日后开封。将药酒用细纱布过滤一遍，贮入干净瓶中。每日早、中、晚各温饮 15 ~ 20 毫升。药渣可配酒服食。补肾壮阳，益气开胃，散寒止痛。治肾阳虚所致阳痿不举、遗精早泄、精冷质稀、不思饮食、面黄肌瘦、气短乏力、脘腹冷痛等。阴虚火旺者不宜服。明虾即对虾，又名大虾、海虾。

雀肉酒

麻雀 6 只，精盐适量，白酒 1.5 千克。将麻雀去掉毛、爪及内脏，洗净备用。将白酒倒入干净坛内，放入雀肉、精盐，置文火上煮至 1 千克左右，取下待冷。将酒坛置放于阴凉干燥处，加盖密封，3 天后即可开封取饮。每日早、晚各温饮 15 ~ 20 毫升。补肾阳，益精髓。治肾阳虚所致之形瘦体弱、腰膝冷痛、小腹不温、阳痿不举、耳鸣失聪、小便频数、夜尿尤多、妇女白带量多等。阳气亏虚者经常服用，可益寿延年。服此酒期间不可同用白术。阴虚火旺者及性欲亢进者不宜服。

常见病小寒调治法

气象医学理论认为，寒冷的气候会使许多疾病比平常更容易侵袭人体，比如中风、心肌梗死等不仅发病率明显增高，而且死亡率亦急剧上升。

• 耳鸣

是患者主观上在耳内或颅内有声音感觉的一种疾病。

桑葚酒

鲜桑葚、白酒各适量。将桑葚洗净晾干，捣烂取汁，兑入等量白酒，混匀后密封贮存，3 日后即成。每饮 1 小杯，每日两次。滋阴养血，补益肝肾，聪耳明目。治肾阴亏虚所致之耳鸣，伴腰痛腿酸、体虚乏力等。

柿饼豆豉粥

柿饼 3 个，豆豉 10 克，粳米 100 克。按常法煮粥服食，每日 1 剂。通窍。适应症：耳鸣。

核桃仁方

核桃仁 5 枚。每日清晨空腹嚼食。长期食用，补肾固精。适应症：肾虚耳鸣。

• 鼻炎

鼻炎是鼻腔黏膜的急性炎性疾病，常反复发生，天气寒冷时易发。

大蒜蜂蜜方

大蒜汁 1 份，蜂蜜两份。将上两味调匀后备用。使用前先以盐水洗净鼻孔，拭干水分，再以药棉蘸取药液塞于鼻内。每日 2～3 次。解毒杀虫，破瘀除湿。适应症：急、慢性鼻炎，鼻窦炎。

扁豆山药汤

白扁豆 20 克，山药 18 克，白术 15 克，红糖 30 克。水煎服。每日 1 剂，连服 15 日。健脾除湿。适应症：脾虚挟湿型慢性鼻炎，伴见食欲欠佳、大便溏薄等。

山楂粥

鲜山楂 60 克，粳米 100 克，白糖适量。将山楂洗净去核，切成小块，加入八成熟的粳米粥内，再煮至粥熟，调入白糖即成。每日 1 剂，早晚分服。破气行瘀。适应症：气滞血瘀型慢性鼻炎，症见持续性鼻塞、涕黏黄或黏白等。

• 血栓闭塞性脉管炎

血栓闭塞性脉管炎多发于男性青年，是以肢体动脉为主的炎性、慢性闭塞性疾病。冬季寒冷，手足发凉，此病易多发。

甘草香油方

甘草、香油各适量。将甘草研为细末，用香油调为糊状，涂敷患处。每日1次。清热解毒，润燥生肌，消肿。适应症：血栓闭塞性脉管炎溃烂疼痛。

双花藕节汤

鸡冠花、藕节各30克，红花10克。水煎服。每日1剂，两次分服。清热凉血，活血祛瘀。适应症：血栓闭塞性脉管炎。

大枣山药汤

大枣12枚，山药100克，红糖适量。按常法煮汤服食。每日1剂，连服30日。补中益气，强筋健骨，活血驱风。适应症：血栓闭塞性脉管炎。

● 老年痴呆症

是一种起病隐匿，进行性发展的神经系统退行性疾病。临床上以记忆障碍、失语、失用、失认等表现为特征。

核桃大枣粥

核桃仁30克，大枣10枚，粳米150克。按常法煮粥服食。每日1剂。温补肺肾，益气健脑。适应症：老年痴呆症，症见头晕头痛、健忘心悸、失眠易怒、言语蹇涩不利、说话杂乱无章、感觉迟钝，甚则终日卧床，生活不能自理。

枸杞猪肉小米粥

枸杞子20克，瘦猪肉末30克，小米100克，精盐少许。按常法煮粥服食。每日1剂。滋补肝肾，填髓健脑。适应症：老年痴呆症。

胡麻叶粥

鲜胡麻叶30克，大米100克。将胡麻叶洗净切碎，加入八成熟的大米粥内，再煮至粥熟即成。每日1剂。益精气，补脑髓，坚筋骨。适应症：老年痴呆症。

当令食物排行榜

食材	功效宜忌
海参	性温味咸，入肾经。有补肾益精、壮阳疗痿、消痰涎、滋阴补血、养胎利产之功效。
鳝鱼	具有补中益气、明目解毒、通络补虚、除风湿、强筋骨、止痔血的作用。其所含鳝鱼素有利于维持人体血糖平衡。故糖尿病患者可根据自身情况适当吃些鳝鱼，并配合药物治疗，以利于恢复健康。
金针菇	金针菇性寒、味咸滑，有补肝抗癌，补益肠胃等功效。富含赖氨酸和精氨酸，能促进儿童生长发育，增强记忆力。常食还有降血压、降胆固醇的作用。

附：

小寒起居宜忌

小寒节气正处于三九天，是一年中天气最冷的时候。俗话说"冬练三九"，此时正是人们加强身体锻炼，提高身体素质的大好时节。但此时锻炼身体也要讲究方式和方法。冬日锻炼前一定要做好充分的准备活动。因为这时气温低，体表的血管遇冷收缩，血流缓慢，肌肉黏滞性增高，韧带的弹性和关节的灵活性降低，极易发生运动损伤。准备活动可采用慢跑、擦面、浴鼻及拍打全身肌肉等方法。

冬季运动时换气宜鼻吸口呼，因为鼻腔黏膜有毛细血管和分泌液，能对吸进的空气起到加温作用，并可抵挡住空气里的灰尘和细菌，对呼吸道起保护作用。随着运动量的增大，只靠鼻吸气感到憋闷时，可用口帮助吸气，口宜半张，舌头卷起抵住上腭，让空气从牙缝中出入。冬季宜早睡晚起，"必待阳光"，所以锻炼时间最好在日出后。冬泳宜选择在午饭后1小时进行，此时气温略高，湿度低，冬泳中的体温散失会慢一些，能坚持较长的锻炼时间。运动锻炼时的衣着既要保暖防冻，又要考虑到舒适。

在严冬时节，人们往往喜欢戴口罩预防感冒，其实这种习惯不好。因为人体鼻腔中有许多黏膜，可对外界空气起到加温作用，冷空气经鼻腔吸入肺部时，一般已接近体温。人的耐寒能力可通过这种锻炼来增强，如果经常戴口罩防寒，反而使人稍一遇凉就会感冒。

大寒

食疗养生篇

时令物语

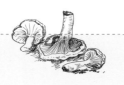

斗指癸为大寒，时大寒栗烈已极，故名大寒也。

大寒节气时值每年阳历 1 月 20 日前后，是一年中的最后一个节气。每到大寒时节人们便开始忙着除旧布新，准备年货。清代学者厉惕斋《真州竹枝词引》记载："腌肉鸡鱼鸭，曰，年肴，煮以迎岁……"人们在经过了春、夏、秋三季的大忙之后，进入"冬三月"农闲时节，而随着大寒的到来，冬季农闲接近尾声，在准备腌鱼、腊肉之时，已经隐隐可以感受到大地回春的气息。此刻人们的身心状态也应随着节气的变化而加以调整。

大寒节气三候为：

一候鸡乳；

二候征鸟厉疾；

三候水泽腹坚。

这是说，一到大寒便可以孵小鸡了。而凶猛的征鸟却正处于捕食能力极强的状态中，盘旋于空中到处觅食。在大寒的最后五天，水中的冰冻得最厚。

有趣的是，大寒的农谚多和存储有关：

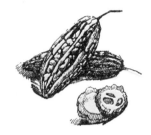

小寒大寒，杀猪过年（春节）；

过了大寒，又是一年（农历）；

冻不死的蒜，干不死的葱；

打长谱，算细账，过日子，不上当；

细水长流，吃穿不愁；

节约要从入仓起，船到江心补漏迟。

"爆竹声中一岁除"，春节有不少年份恰逢大寒节气。节日期间，哈尔滨冰灯晶莹绮丽，广州花市万紫千红，四川"天府"红梅斗寒盛开，四季如春的昆明春意融融……辽阔的祖国大地气象更新，人们将欢庆一年一度的传统佳节。

大寒养生：顺时以养生

《灵枢·本神》曰："智者之养神也，必顺四时而适寒暑，和喜怒而安居处，节阴阳而调刚柔，如是僻邪不至，长生久视。"《吕氏春秋·尽数》云："天生阴阳寒暑燥湿，四时之化，万物之变，莫不为利，莫不为害。圣人察阴阳之宜，辨万物之利，以便生，故精神安乎形，而寿长焉。"就是说顺应自然规律并非被动地适应，而是采取积极主动的态度去把握自然界的变化规律，防御外邪侵袭。古语云："大寒大寒，防风御寒，早喝人参黄芪酒，晚服杞菊地黄丸。"这是劳动人民总结出的生活经验，也说明了人们对身体调养的重视。

大寒食疗：补肾抗衰

冬季补肾，事半功倍。老年人多有肾虚症状，常常腰酸背痛，头晕目眩，健忘失眠，疲倦乏力，可以常服补肾药膳。红烧鳝鱼、炒虾仁可补益肾精，黄花菜炖狗肉、腰花汤可补肾壮阳。抗衰老中药则有黄花菜、黄精、熟地黄、人参、党参、枸杞、首乌、白术、山药、大枣等。补肾益精的中药有肉苁蓉、紫河车、龟板、鳖甲、菟丝子、沙苑蒺藜、海龙、海马等。补肾壮阳的中药包括巴戟天、淫羊藿、锁阳、杜仲、仙茅、韭菜籽、补骨脂、金樱子、阳起石、麻雀肉、刺五加等。这些补益中药应该在医生指导下服用，不要自己盲目使用。

大寒进补食疗方

 猪肝粥

猪肝 100 ~ 150 克，粳米 100 克，细葱 3 根，生姜 3 片，食盐适量。将猪肝洗干净，切成小块，与粳米同放入砂锅，加水 700 毫升左右，以文火煮粥；将细葱、生姜切碎，待猪肝熟透、粥稠将熟时加入葱、姜、食盐搅匀，稍煮片刻即可。每日早、晚温热服食。补血，益肝，明目。治肝血亏虚所致之头晕眼花、贫血、慢性肝炎、夜盲症等。若无猪肝，亦可以牛肝、羊肝、鸡肝代替，功效基本相同。

 酥蜜粥

酥油 30 克，粳米 100 克，蜂蜜 30 克。先将粳米放入砂锅，加水 800 毫升左右，以文火煮粥，待粥将熟时将酥油、蜂蜜调入，稍煮片刻即可。

每日早、晚趁热服食。滋阴润燥，补益气血。治阴血亏虚所致之虚劳低热、咳嗽咯血、久咳声嘶、毛发干枯、皮肤粗糙、大便干结；气血亏虚所致消瘦体弱、烦渴气短等。形体肥胖或平素胸闷苔腻、咳喘痰多、大便溏泻者均不宜多服。

🍎 羊骨粥

羊骨1千克左右，粳米（或糯米）50~60克，细葱3根，生姜3片，细盐适量。先将新鲜羊骨洗干净后敲碎，加水以文火煎汤，取汤代水，与粳米同入砂锅内煮粥。将细葱、生姜洗净切细，待粥将熟时加入葱、姜、细盐，再稍煮片刻即可。每日早、晚餐空腹服食。10~15天为1疗程，每疗程相隔5~7天。温补脾肾，强筋壮骨。治脾肾阳气亏虚所致之腰脊酸冷、肢体冷痛、屈伸不利、转动不灵、足跟疼痛、脘腹冷痛、久泻久痢以及血小板减少性紫癜、再生障碍性贫血等。感冒期间不宜服，本粥以秋、冬季节服食为宜。

🍎 烩鳝鱼丝

鳝鱼500克，红糖、菜油、酱油、湿淀粉、醋各适量。将鳝鱼用小刀剔去骨头，除去内脏、头、尾，洗干净后切成细丝，放入锅内煸炒备用。将炒锅烧热，放入菜油烧开，然后将鳝鱼丝倒入，来回翻动，后再放入酱油、醋、红糖，加水煮熟，放入湿淀粉适量即成。佐餐食用，适量。益气健脾，消肿。治脾气亏虚所致之身倦乏力、不思饮食、气短头晕、小便不利、营养不良性水肿等。

🍎 红烧鹿肉

鹿肉500克，水发玉兰片30克，料油、酱油、精盐、味精、白糖、花椒水、生姜、细葱、菜油、麻油、清汤、香菜、湿淀粉各适量。将鹿肉洗干净，切成小块，玉兰片切成均匀小薄片备用。将炒锅置火上，放入菜油烧热，下鹿肉炸至火红色时捞出待用。锅内放入菜油，用葱、姜炸锅，下酱油、花椒水、精盐、白糖、味精、清汤后再下鹿肉、玉米片，先烧沸后，改文火煨炖，至肉熟烂时，武火烧沸，勾湿淀粉，淋上麻油，撒上香菜段即成。佐餐食用，适量。壮阳益精，通调血脉。治肾阳亏虚所致之形寒肢冷、腰膝酸冷、筋骨麻木、阳痿不举、遗精早泄、小便频数，以及慢性肾炎、腰肌劳损、性功能低下等证属肾阳虚者。

四君蒸鸭

肥鸭1只（1～2千克），党参15克，白术10克，茯苓10克，炙甘草6克，细葱、生姜、料酒、味精、精盐、清汤各适量。将鸭子宰杀后除尽毛，剁去嘴和脚爪，在鸭背近尾部横开一刀，抠出内脏、食管、气管，冲洗干净，在沸水锅里氽一下捞起，装入蒸碗内。将党参、白术、茯苓、炙甘草加工成片，用纱布袋装好，扎紧口；细葱、生姜洗净，葱切节，姜切片，备用。将药袋放入鸭子腹内，加入姜、葱、料酒和适量清汤，上笼用武火蒸至鸭肉烂熟。鸭骨松裂时取出。拣去姜、葱，捞出药袋，在原汤汁中加精盐、味精即成。佐餐食用，适量。益气健脾，滋阴养胃。治脾胃气虚所致之不思饮食、腹胀便溏、神疲气短、面色萎黄、小便不利、肢体浮肿；气阴两虚所致之烦渴干咳、骨蒸潮热，午后低热；慢性胃炎、胃及十二指肠溃疡、慢性肝炎、消化不良等证属气阴亏虚者。

干烧黄芪鱼

鲫鱼500克，瘦猪肉160克，黄芪35克，白茯苓30克，猪油、酱油、麻油、料酒、泡辣椒、蒜、生姜、细葱、精盐、清汤各适量。将鲫鱼剖除内脏，去掉鳞、鳃，冲洗干净，在鱼背部两侧剖三四刀；将黄芪、茯苓去净灰渣，切片烘干，研成细末，与精盐调和在一起，抹在鱼上备用。将猪肉洗净，剁成绿豆大的丁；泡辣椒去蒂去籽，切成节；姜、葱、蒜洗净切碎备用。将炒锅置武火上，下入猪油，烧至八成热时放入鲫鱼稍炸捞起。后放肉丁炒酥，加入泡辣椒、姜、葱、蒜炒出香味，下酱油、料酒、清汤、炸鱼，改用文火烧约15分钟，翻面再烧至汁干油亮，淋上麻油即成。佐餐食用，适量。益气补脾，利水消肿。治脾胃气虚所致之形瘦体弱、神疲气短、食欲减退、腹胀气坠、消化不良、便溏泄泻、小便不利、肢体浮肿、妊娠脚肿、产后乳汁稀少，以及慢性胃炎、胃下垂、子宫下垂、脱肛等证属脾胃气虚者。

米枣红烧猪蹄

猪蹄1000克，花生米100克，大枣40枚，料酒、酱油、白砂糖、小茴香、花椒、生姜、细葱、菜油、味精、精盐各适量。将花生米、大枣洗净，清水浸泡约半小时；生姜、细葱、茴香洗干净，姜、葱切碎备用。

将猪蹄去净毛，刮洗干净，煮至四成熟时捞出，用酱油拌匀。将炒锅置火上，放入菜油烧至七八成热时，下入猪蹄炸至金黄色捞出，放入砂锅内，注入适量清水，加入花生米、大枣、料酒、花椒、茴香、姜、葱；煮沸后改文火慢烧至猪蹄烂熟，调入白糖、味精、精盐即成。佐餐食用，适量。补血，安神，增乳。治血虚所致之面色无华、头晕眼花、心悸心慌、失眠多梦、记忆力减退、月经量少色淡、经闭不行、产后无乳或乳汁稀少，以及贫血、血小板减少、白细胞减少、神经衰弱等证属血虚者。

补阳汤

羊肾 4 对，益智仁 15 克，台乌 12 克，山药 30 克，料酒、猪油、胡椒粉、鸡蛋清、湿淀粉、清汤、生姜、细葱、味精、精盐各适量。将益智仁、台乌、山药洗干净，入砂罐加水适量烧开，以文火慢熬，煎取浓汁，药汁越浓越好。将羊肾剖开，清除肾膜，冲洗干净，切成均匀薄片；生姜、细葱洗净切碎。将羊肾片放入碗内，加入料酒、姜、葱、精盐拌匀，再将蛋清、湿淀粉、味精及中药汁的一部分放入羊肾片中拌匀备用。将炒锅置火上，下入猪油烧热，放入清汤和另一半中药汁烧开，将羊肾片放入锅中余熟，加入味精、精盐、胡椒粉调味即成。佐餐食用，适量。温肾阳，缩小便。治肾阳亏虚所致之小便频数清长、夜尿多、遗尿、小便淋沥不尽甚或失禁，以及慢性肾炎、慢性肾盂肾炎、尿崩症等证属肾阳亏虚者。

常见病大寒调治法

冬季是万物潜伏闭藏的时节，此时天寒地冻、万物凋零，一派萧条零落的景象。人体生理机能亦会随之发生变化，这种变化常会引发一些疾病。

● 低血压

低血压虽然不算是疾病，但可能是其他疾病所致。

🍃 鲫鱼糯米粥

鲫鱼1条，糯米60克，调料适量。将鲫鱼去鳞、鳃及内脏，洗净切块，与洗净的糯米共置锅内，加水煮为稀粥，调味服食，每日1剂。补中益气。适应症：低血压，症见体质虚弱、疲乏无力、头晕耳鸣、失眠多梦、记忆力减退、胸闷心悸、食欲减退等。

🍃 芪枣糯米粥

黄芪10克，大枣10枚，糯米60克。先将黄芪加水煎1小时后去渣，再加入洗净的大枣、糯米煮粥服食。每晚1剂，连服两个月。补中益气，升阳。适应症：低血压。

● 白细胞减少症

白细胞减少症是常见的血液系统疾病。

🍃 芪杞炖乳鸽

黄芪30克，枸杞30克，乳鸽1只，调料适量。将乳鸽去毛及内脏洗净，放入炖盅内，加水适量，再加入黄芪、枸杞、调料，隔水炖熟，吃肉喝汤。每3日1剂。益气养阴，补肾填精。适应症：气阴两虚型白细胞减少症。

● 关节疼痛

寒冷常会诱发关节疼痛。

🍃 黄花菜根汤

黄花菜鲜根10克，黄酒适量。将黄花菜根加水煎汤去渣，冲入黄酒，趁温饮服。每日1剂。舒筋活血，消炎止痛。适应症：风湿性关节痛、扭挫腰痛。

🍃 黑豆散

黑豆500克。将黑豆洗净晾干，用文火炒香，捣碎并研为细末，每服10～15克，每日3次，温开水送服。滋补肝肾，活血利水，祛风解毒。适应症：关节痛。

🍃 辣椒米醋外用方

辣椒粉60～100克，米醋适量。将辣椒粉用米醋调为糊状，敷于患处，外用纱布包扎，每日换药1次。温中散寒，祛湿散瘀，通络止痛。适应症：关节痛。

• 脂溢性皮炎

脂溢性皮炎是机体内皮脂腺分泌功能亢进，皮脂排出过多，皮脂堆积处皮肤发生的慢性炎症性病变。

山楂荷叶茶

山楂90克，荷叶1张，生甘草10克。将上3味水煎取汁，代茶饮用。每日1剂，连服20～30日。消食化积，清热祛湿。适应症：湿热型脂溢性皮炎，症见皮损为红斑，表面有糜烂、渗液或黄色油腻性痂皮，味腥而黏，多发于腋窝、会阴等处，伴见胸闷、口苦、纳差、小便短赤、大便秘结等。

当令食物排行榜

食材	功效宜忌
燕麦	性温、味甘，能益肝和脾，滑肠催产，补虚损，止虚汗。可用于病后体虚、食欲减退、大便秘结，对动脉硬化、冠心病、脂肪肝、糖尿病、便秘、浮肿等病症有预防及辅助治疗作用。
鳝鱼	补肝肾，益气血，强筋骨，祛风湿。李时珍《本草纲目》记载其治产后恶露不净、血气不调、消瘦以及体虚出汗、食肉后消化不良及疮痈等。
鳕鱼	鳕鱼为低脂肪食物，可帮助人体降低胆固醇，对心脏病及某些癌症有预防作用。
莲子	有补脾益胃、养心安神、补肾固精之功效，是脾虚泄泻、心悸不安、失眠多梦、肾虚遗精者的保健佳品，也是中老年人强身防病、抗衰延寿的滋补佳品。

跟着节气过日子／大寒食疗养生篇

附：

大寒起居宜忌

大寒节气天气寒冷，由于北方冷空气势力强大，空气干燥，雨雪较少，我国大部分地区此时常呈现出一种持续"晴冷"的态势。对老年人来说，这时最需预防的是心脑血管疾病、肺气肿、慢支气管炎等。持续的低温易使血管收缩，血压升高，心脏负荷增大，可诱发高血压和心脏病。干燥寒冷的气候还容易使老年人罹患肺气肿和支气管炎。

此时老年人早上应晚起，中午或下午可到户外活动 1 小时左右。此节气一般以晴为主，所以老年人要注意利用阳光来保养身体。冬季晒太阳对老年人大有益处。

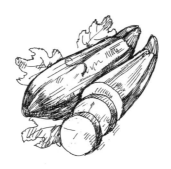

图书在版编目（CIP）数据

跟着节气过日子 / 杨力编著 . -- 青岛：青岛出版社 , 2017.8
ISBN 978-7-5552-3078-6

Ⅰ . ①跟… Ⅱ . ①杨… Ⅲ . ①二十四节气 – 关系 – 养
生 (中医) – 基本知识②二十四节气 – 关系 – 保健 – 基本知
识 Ⅳ . ① R212 ② R161

中国版本图书馆 CIP 数据核字 (2017) 第 206613 号

编委会

杨 力	王俊文	胡敏晖	邹 威	卢晟晔	才永发	向小芬	陈文渊
向远菊	凌永放	高红敏	周 飞	金跃军	李 丹	宋 华	张雪松
钟 倩	向 勇	王美凤	徐红进	董国锋	汪传翠	李 敬	高健昌
陈秀红	范会英	周文宝	陈方俊	刘祥亚	石雨祺	王志艳	郑衡泌

书　　　名	跟着节气过日子
编　　　著	杨 力
出 版 发 行	青岛出版社
社　　　址	青岛市海尔路 182 号（266061）
本 社 网 址	http://www.qdpub.com
邮 购 电 话	13335059110　0532-85814750（传真）0532- 68068026
责 任 编 辑	徐 瑛
装 帧 设 计	祝玉华
插　　　画	周 飞
特 约 审 校	郭 勇 李 军
排　　　版	祝玉华 林文静 张采薇 郭 真
印　　　刷	青岛国彩印刷有限公司
出 版 日 期	2017 年 12 月第 1 版　2017 年 12 月 第 1 次印刷
开　　　本	32 开（787mm×1902mm）
印　　　张	8.5
字　　　数	250 千
图　　　数	42
印　　　数	1 - 6000
书　　　号	ISBN 978-7-5552-3078-6
定　　　价	45.00 元

编校印装质量、盗版监督服务电话：4006532017　0532-68068638